明理辨证——谷越涛医案选

主 编 谷右天 于秀梅 陈海霞 丁云东

U0302438

世界图书出版公司

图书在版编目（CIP）数据

明理辨证：谷越涛医案选 / 谷右天等主编 . -- 北京：世界图书出版公司，2022.3
ISBN 978-7-5192-9377-2

Ⅰ.①明… Ⅱ.①谷… Ⅲ.①医案—汇编—中国—现代 Ⅳ.① R249.7

中国版本图书馆 CIP 数据核字（2022）第 012922 号

书　　名	明理辨证：谷越涛医案选
（汉语拼音）	MINGLI BIANZHENG: GU YUETAO YI'AN XUAN
主　　编	谷右天　于秀梅　陈海霞　丁云东
总 策 划	吴　迪
责任编辑	韩　捷　崔志军
装帧设计	刘　琦
出版发行	世界图书出版公司长春有限公司
地　　址	吉林省长春市春城大街 789 号
邮　　编	130062
电　　话	0431-86805559（发行）　　0431-86805562（编辑）
网　　址	http://www.wpcdb.com.cn
邮　　箱	DBSJ@163.com
经　　销	各地新华书店
印　　刷	三河市嵩川印刷有限公司
开　　本	710 mm × 1000 mm　1/16
印　　张	24
字　　数	220 千字
印　　数	1—2 000
版　　次	2022 年 3 月第 1 版　2022 年 3 月第 1 次印刷
国际书号	ISBN 978-7-5192-9377-2
定　　价	79.00 元

编委会

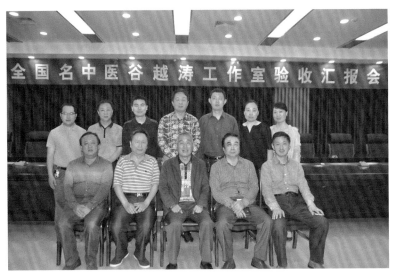

2011 年，全国名老中医药专家谷越涛传承工作室建成验收

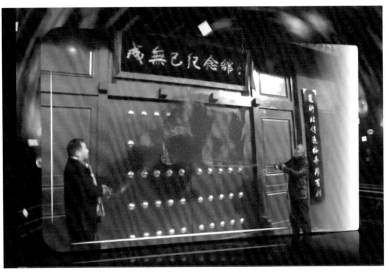

2017 年 12 月 11 日，成无己纪念馆开馆

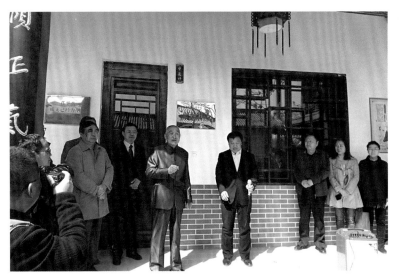

2018 年 5 月 17 日，全国名老中医药专家谷越涛
传承工作室成无己纪念馆传承基地揭牌

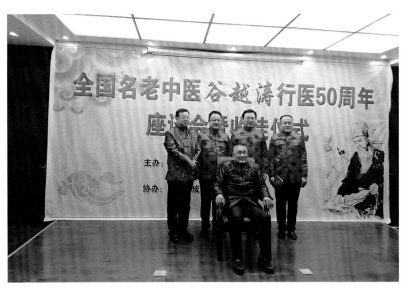

2018 年 12 月 9 日，全国名老中医谷越涛行医 50 周年座谈会暨收徒仪式

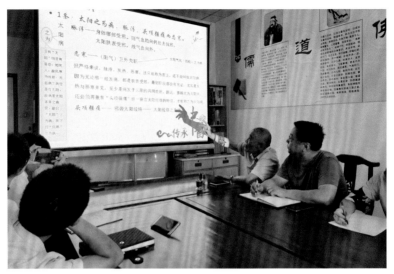

成立《伤寒读书会》并带领工作室成员及中医爱好者讲解、
学习《伤寒论》

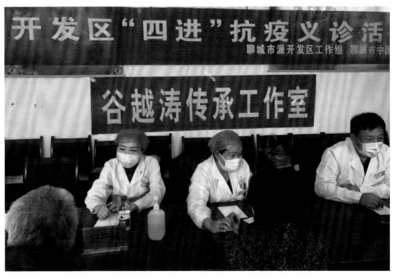

谷越涛传承工作室成员义诊活动

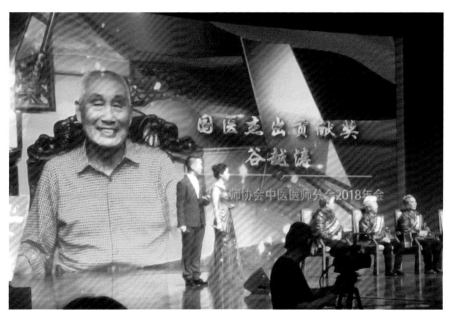

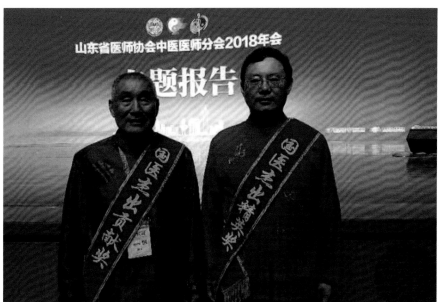

谷越涛获得 2018 年山东省医师协会中医医师分会国医杰出贡献奖

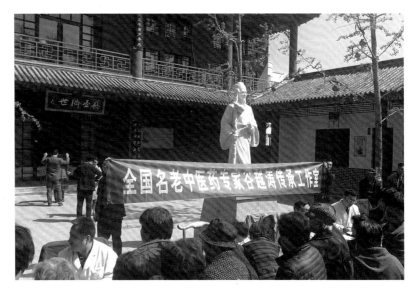

成无己故里义诊

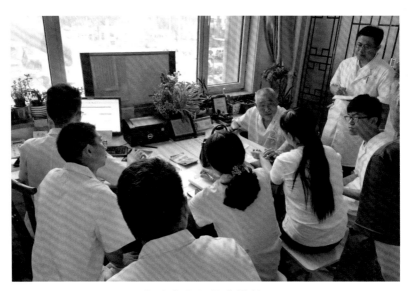

谷越涛主任临床带教

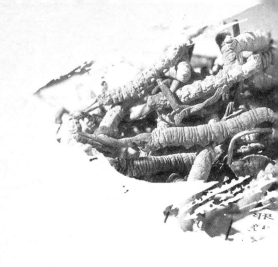

谷越涛，主任医师，1962年毕业于山东中医药大学，现工作于聊城市中医医院，为山东中医药大学兼职教授，第三、第四、第六批全国名老中医药专家学术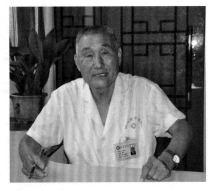经验继承工作指导老师，山东名老中医，山东省名中医药专家，山东省首届名中医药专家学术经验继承工作指导老师，山东省五级中医药师承教育工作指导老师，首届聊城市名老中医，山东省中医药学会理事，原聊城市中医药学会会长，聊城市中医药学会顾问。2011年，经国家中医药管理局批准，全国名老中医药专家传承工作室——谷越涛名中医工作室成立。2019年4月，山东省名中医药专家谷越涛专家工作室成立。

谷越涛从医50余年，潜心研究《内经》《伤寒论》等经典文献，旁及中国传统文化的理论探讨，临床注重理论指导下的辨证论治，辨证求准，用药求精，疗效求速，不能模棱两可，方中药味不可多一味，也不可少一味，从而探索出"五最"：用最少的药味、最小的剂量、最便宜的药物，达到最快、最好的疗效——这是他临证最大的特点。

谷越涛精于疑难杂症的辨证治疗，善于抓住病机，独辟蹊径，屡起沉疴。他临床推崇张仲景的辨证论治之道，擅用经方，却又不囿于经方、时方之争，根据病证，何方最佳，即选何方，典型病例，举不胜举。1995年《山东中医杂志》第12期"齐鲁医林人物"专栏以"疑难杂病辨治名家——谷越涛"为题对其学术经验做了专篇介绍。

在50余年的临床实践中，谷越涛勤于笔耕，保留了大量宝贵的临床资料，并不断总结经验，先后在国家和省级学术刊物发表论文50余篇，所撰论文《热入血室证》发表后，又被选载于全国高等医药院校教材第五版《伤寒论讲义》中。他研制的院内制剂"清中化湿丸"填补了国内空白，取得了良好的社会效益和经济效益。2007年中国中医药出版社出版的《名老中医之路续编（第1辑）》，收录了其行医历程、临床经验和学术思想。业绩先后被载入二十余部人物辞典。

2001年被山东省政府纠风办和山东省卫生厅评为"山

东省卫生系统行风建设标兵"，2005 年 2 月被山东省卫生厅评为"全省卫生系统廉洁行医树新风先进个人"，2007 年 3 月被聊城市委、市政府评为"感动聊城十佳文明市民"，2018 年 5 月被山东省医师协会授予"国医杰出贡献奖"，2020 年 12 月被授予山东省中医药杰出贡献奖。

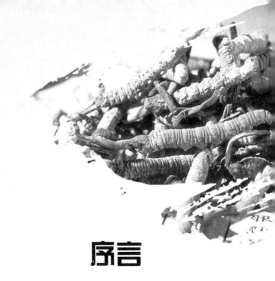

序言

　　《明理辨证——谷越涛医案选》即将出版，作为谷越涛老师的学生，为本书写序是件很忐忑惶恐的事，一时无从下手，脑海中经常浮现到成无己碑和纪念馆学习参观的场景。成无己是宋金时代著名的医学家，伤寒学派的主要代表医家之一，是第一个注解《伤寒论》的人，著有《注解伤寒论》等多部书籍，在中医发展史上占有重要的地位，但对他在聊城的出生详细地址一直未能确定下来。20多年前，谷老师就开始了查询考证成无己籍贯的工作。当时聊城到茌平交通并不发达，乡镇间多是土路且难走，先生常年奔波在茌平县洪官屯周边，骑着自行车每日往返数十里路，走街串巷，查访当地老农和知情者，历经几年的周折，终于落实下来成无己出生地的详细村落。2008年3月17日，在当地政府的配合下，成无己立碑工作完成。2017年12月11日，成无己纪念馆开馆。一个年近六旬的老人，推着破旧的大金鹿自行车，骑行在崎岖颠簸的乡间土路。饱经沧桑的脸颊，坚毅的目光，怀揣着一个执着的梦想，夏天烈日炎炎，冬天寒风凛冽，任何困难挫折都改变不了他坚定的信仰。这就是爱的力量，对《伤寒论》的爱，对中医事业的爱。这就是谷越涛老先生对中医事业的执着追求。也正是对中医的这份执着和挚爱，铸就了他一生的成就和荣誉。

1995年，我有幸成为谷老师的学生。当时为了振兴中医，山东省开展了首批中医传承教育工作，我作为继承人进行了为期3年的跟师学习。虽然已经参加工作十多年了，但对中医的认识还是很肤浅，往往对中医的疗效持观望和怀疑的态度。正是这师承学习的3年，使我真正走进了中医的殿堂。

谷老师善用经方，推崇《伤寒论》和李克绍大师。在李克绍大师的著作中就有谷老师早年的医案摘录。谷老师对待病人不论贫富，普同一等，省病诊疾，至意深心。他临证经验丰富，特点是固守经方，药少方简，常常能收到很好的效果，深受患者的爱戴和尊敬。"以最少的药味，最小的剂量，最精确的辨证达到最佳疗效"，这是谷老先生一生坚守的原则，也是业内人最认同的一段名言。

临床学习3年，让我见识到了中医的魅力。什么叫四两拨千斤，何谓效如桴鼓，也坚定了我坚持走中医临证治疗、挚爱中医药的信心和决心。3年的学习生活既是枯燥的，也是收获满满的，当时首批师承教学非常严格，跟师学习时间固定，原始学习笔记统一上交检查。师承结业时，我的学习笔记和材料装了满满的一纸箱，送到省中医管理局，省局的戚处长看了也咂舌，说看来真学了。师承结业后，我陆续整理了谷老师的临床经验若干篇，分别发表于《山东中医杂志》《浙江中医杂志》《国医论坛》等期刊，受到了业内的好评。

谷老师一生俭朴，淡泊名利。他对衣食住行没有什么高的嗜求。而每谈起中医临证，却滔滔不绝。先生唯一的爱好除了看书大概就是收集古董了。特别是对中医药方面的"古物件"比较痴迷。记得2002年初到威海开学术会，逛一古董市场，见一古中药小秤具，先生爱不释手，叹其太贵，还是在我的劝说下，买了下来。今到先生家，可看到中医药的"古物件"琳琅满目，房间内散发着中国传统文化的氛围，古朴典雅，让人肃然起敬。

我临证工作近40年了，有治愈病人后的惬意，也有遇疑难杂症的束手无策或疗效不佳的内疚。每看到病人无助和失望的眼神，常自责自己学业不精，功底浅薄，枉对医生之称，"专家""名医"更是相去甚远。医者仁心，唯有做好临床，尽心解除病人之疾苦，方聊以心中些许慰藉。祖国医学博大精深，只有潜心下来领悟，才能得其正道。

什么是中医之正道，我认为是整体观念和辨证施治。经常想起谷老师的"中医辨证施治不是万能的，但离开辨证施治是万万不能的"论断，辨证施治是中医的灵魂，是中医临证之原则，愿我们每个医者悟其精髓，贯穿实践，成就众生，也是对社会的交代和苍生的回报。所写不妥之处，愿同业者指正。

退休多年了，脑子笨拙，真谈不上是作序，算是与谷老师学习和生活的点滴记忆和感悟吧。内疚的是没能参加谷老师医集的编纂工作，诚恳感谢参加编纂工作的同行朋友，为我们中医事业留下了一笔宝贵的财富。

金继良

山东省名中医药专家

2021 年 11 月

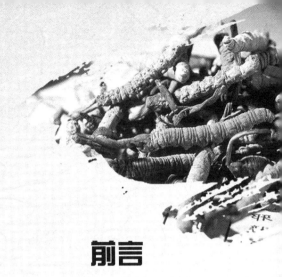

前言

经过各方努力，《明理辨证——谷越涛医案选》终于要问世了，首先向在编写过程中给予支持帮助的各界同人表示感谢。

谷越涛主任医师是首届山东省名中医药专家、山东名老中医，2011年由国家中医药管理局批准成立全国名老中医药专家谷越涛传承工作室，2019年由山东省中医药管理局批准成立山东省名老中医药专家谷越涛传承工作室，同时他还是第三、第四、第六批全国老中医药专家学术经验继承工作指导老师，首批山东省老中医药专家学术经验继承工作指导老师，山东省五级中医药师承教育项目指导老师。其传承团队不断扩大，现已形成"四世同堂"的中医传承梯队。

书中医案皆是谷越涛主任医师的学术传承人在跟师学习的过程中记录收集整理的，不但疗效突出，而且凸显了老师辨证论治的特色，细细品味，更是从中深深感受中医辨证的精巧。

一直以来想把老师的病案编辑成册，以供大家学习、参考，但因各位传承人收集汇总的病案数量较巨，且各有其特色，难以割舍，后经老师审核筛选，选出具有代表性的病案，并撰以按语，再经学生们补录病案分析，今得以刊行。但因学生自身学术水平有限，有管中窥豹之嫌，恐难以全面表述老师的辨证思路，仅供大家学习、参考之用，不足之处还请指正。

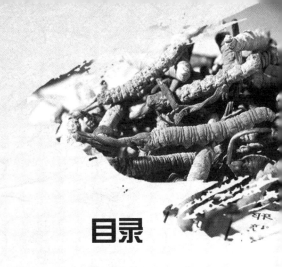

目录

第一章 肺系病证

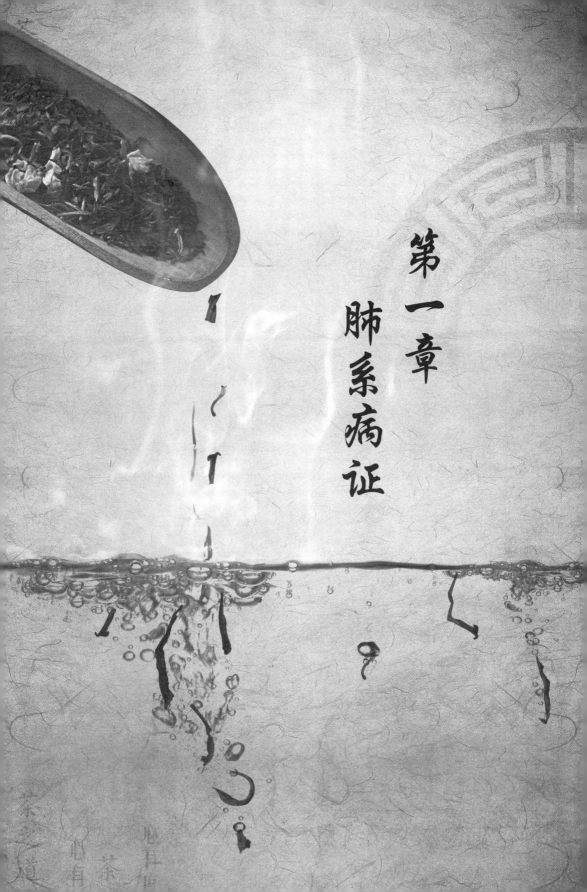

第一节　感冒

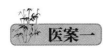

医案一

患者：宿某，男，39岁，1992年1月22日初诊。

现病史：患者外感5天，体温稍高，晨起体温37℃以上。现症见头部沉紧不适，身感不适，夜卧略疼，略咳白痰不多，鼻塞声重，稍心烦，偶略胸闷，纳可。舌苔稍黄厚，质稍暗红，脉稍浮，大便稍干。

辨证：表邪未尽，风湿残留上犯。

治则：解表，疏风祛湿。

处方：川芎茶调散加减。川芎10g，荆芥10g，防风10g，白芷6g，薄荷10g，羌活10g，菊花10g，苍术10g，黄芩12g，甘草6g，辛夷10g。2剂，水煎服，每日1剂。

二诊：1992年1月25日。1剂后体温正常（晚间37.1℃，翌晨36.7℃，晚8点36.3℃），头沉紧减，现头部沉紧消失，鼻有时稍塞，声稍重，时有咳嗽，少量白痰，稍胸闷，苔稍黄厚，右脉浮弦。辨证为肺系表证未尽，肺经化热。处方：桔梗 10g，杏仁 10g，荆芥 18g，牛蒡子 10g，桑白皮 15g，地骨皮 12g，黄芩 12g，紫菀 12g，陈皮 10g，百部 10g，辛夷 12g，甘草 6g。3 剂，水煎服，每日 1 剂。

按语：初诊时为表邪未尽，风湿残留上犯，治以疏风祛湿解表后，体温下降，症状均明显减轻，二诊时患者已有肺经化热情况，随证调方，表证解，病愈。

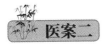 医案二

患者：王某，女，45 岁，1995 年 3 月 28 日初诊。

现病史：患者外感已半个月余，稍恶寒阵作，头稍晕沉，鼻有清涕，额部眉棱骨处不适，咽至胸部有火辣感，稍咳白痰，口略干，乏力，无自汗，腰痛，左耳内有跳动感，身有疼痛感，肩臂沉，纳可，舌苔薄白，质可，脉弦。有高血压病史，血压 180/105mmHg。

辨证：气虚外感。

治则：益气解表。

处方：补中益气汤加减。生黄芪 20g，白术 10g，陈皮 10g，升麻 6g，柴胡 6g，党参 10g，当归 10g，黄芩 12g，桔梗 10g，杏仁 10g，生龙骨 25g，生牡蛎 25g，杜仲 12g，甘草 6g。3 剂，水煎服，每日 1 剂。

二诊：1995 年 3 月 31 日。腰痛止，乏力好转，恶寒已不显，头略晕。涕有时多，口已不干，鼻涕略黄稠，咽稍痛，胸中有热感，稍咳痰。舌苔薄白，脉弦，血压 160/100mmHg。处方：瓜蒌 15g，清半夏 10g，黄芩 12g，桑白皮 12g，地骨皮 12g，桔梗 10g，紫菀 12g，荆芥 10g，陈皮 10g，白前 10g，射干 12g，甘草 6g。4 剂，水煎服，每日 1 剂．

按语：该患气虚无力达邪，初诊时重在益气解表，二诊时表解，重在清湿热，临床辨证需分清主次，方可药到病除。

医案三

患者：孙某，女，49 岁，1989 年 3 月 31 日初诊。

现病史：感冒后出现项痛、后头痛 20 天，转侧不利，余可。舌苔薄白，脉可。

辨证：太阳经郁滞证。

治则：发汗解表，增津舒筋。

处方：葛根汤加减。葛根 20g，桂枝 10g，白芍 15g，甘草 10g，延胡索 12g，川芎 10g，生姜 3 片，大枣 4 枚。3 剂，水煎服，每日 1 剂。

按语：葛根汤出自《伤寒论》："太阳病，项背强几几，无汗，恶风者，葛根汤主之。"足太阳经主一身之表，风寒客之，则气血滞涩，筋脉拘急。该患者头项疼痛不舒的症状出自感冒后，以风寒邪气留置太阳经脉导致经脉拘急不舒、气血不通致头项疼痛。舌脉为风寒表邪之征，无传里化热之象。方选葛根汤以发汗解表、增津舒筋，加延胡索、川芎以增辛温发表之力。

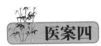

医案四

患者：刘某，女，43岁，1989年4月3日初诊。

现病史：患者感冒20多天。现极易汗出，鼻塞，流清涕多，晨起打喷嚏多，头略痛，口干，饮水多，饮后仍口干，但尿量不多，小便略黄，大便稀，食欲差，不恶寒，左腿窝及下方筋脉不舒（足太阳膀胱经），此症已多年，近加重。舌苔薄白润，舌质可，左脉弦略滑，右脉一般。

辨证：三焦气化受损。

治则：复三焦气化。

处方：五苓散加减。茯苓20g，泽泻10g，白术12g，猪苓12g，桂枝10g。2剂，水煎服，每日1剂。

按语：五苓散功在复三焦气化，化气布津、分消水气。桂枝内可通阳化气，以恢复三焦、膀胱气化功能，外能解肌发汗。同桂枝汤"汗出，微恶风，口中和，口不干，尿正常"

应当鉴别，其中口干与否为提示三焦气化不利病机之关键。

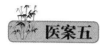 **医案五**

患者：李某，男，45岁，1989年3月20日初诊。

现病史：时冷时热，有汗，头痛，鼻塞，流涕，鼻中热，咽干痛，微咳，口苦，心烦，不恶心，脘不痞，右胁隐痛，目痛，巩膜无黄染。舌苔较黄厚，脉浮弦数，一息五至，舌质正常，大便未下，小便不黄，燥气大。查白细胞计数 8.4×10^9/L，中性粒细胞百分比 78.20%。B 超：胆囊炎，大小 3.5cm。

辨证：少阳经郁滞证（偏半表）。

治则：和解少阳，通下里实。

处方：大柴胡汤加减。柴胡 15g，清半夏 12g，大黄 4g，枳实 12g，黄芩 12g，白芍 12g，栀子 10g，甘草 6g。4 剂，水煎服，每日 1 剂。

二诊：1989 年 3 月 24 日。胁痛减，头痛时空，上症仍在，来人取药，诉药后小便频，尿气味减轻。上方加菊花 10g，川芎 10g，薄荷 10g，生大黄 5g。3 剂，水煎服，每日 1 剂。

三诊：1989 年 3 月 27 日。寒热除，鼻塞流涕除，咽痛止，口苦止，目痛显，左侧重，右胁按之痛，略心烦。舌根苔黄厚，脉弦，大便正常，尿气味减轻。3 月 20 日方加草决明 12g，夏枯草 12g，生大黄 6g，去甘草。6 剂，水煎服，每日 1 剂。

按语：本案辨证为少阳经郁滞证，为少阳表证兼里实积滞，偏半表为主。大柴胡汤出自《伤寒论》，方中重用柴胡轻清升散，疏邪达表；大黄泻热通便，内清里热；黄芩助柴胡和解少阳；枳实助大黄行气除痞；半夏降逆和胃；芍药和营，缓腹中急痛；大枣、生姜调和营卫。诸药相伍，共奏和解少阳、通下里实之功，使少阳与阳明合病得以双解。大柴胡汤的配伍可谓升降疏泄并用、和解清泻共举。

医案六

患者：魏某，男，45 岁，1989 年 5 月 25 日初诊。

现病史：患者昨日上午始感不适，腹痛，欲便不能，下午恶寒，头痛，头晕，恶心，心烦，口干苦。舌苔黄厚，舌质可，脉浮数，一息五至。欲大便不能排出，小便深黄，不利。腹不胀，无压痛、反跳痛，无胀痛，体温 38.5℃。

辨证：少阳挟湿证（排除肝炎）。

治则：清胆利湿，清解郁热。

处方：蒿芩清胆汤加减。青蒿 15g，黄芩 10g，枳实 10g，竹茹 12g，茯苓 15g，清半夏 10g，陈皮 10g，滑石 15g，生甘草 6g，青黛 3g，栀子 10g。1 剂，水煎服，每日 1 剂。

按语：本案辨证为少阳湿热证。《重订通俗伤寒论》："足少阳胆经与手少阳三焦合为一经，其气化一寄于胆中以化水谷，一发于三焦以行腠理。"湿遏热郁，阻于足少阳胆经，胆阻郁热，胆热犯胃，蒸液为痰，胃气上逆，故恶心、口干苦，胆经与三焦经相为表里，湿阻三焦，水道不畅，以致小便色深黄。方选蒿芩清胆汤奏清胆利湿、清解郁热之功。

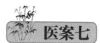 **医案七**

患者：李某，男，44岁，1989年2月27日初诊。

现病史：患者感冒2个月，仍感头目不清，发懵，略恶心，脘略痞，心烦，口略干，不欲饮，略感心寒战，黎明略自汗，大便略稀，每日2次，小便不黄，体温37.3℃。舌体根苔略黄厚，质可，脉数略弦细。

辨证：表邪为湿遏，滞瘀少阳三焦，外不得宣解，内不能清泄。

治则：清透和解。

处方：蒿芩清胆汤加减。青蒿15g，黄芩10g，枳实10g，竹茹10g，茯苓20g，清半夏10g，陈皮10g，滑石15g，青黛3g，生甘草6g，柴胡12g。3剂，水煎服，每日1剂。

二诊：1989年3月1日。上症减，苔薄黄，脉略弦数（一息五至），大便同上，体温 36.5℃。辨证治则同上，方药选用 2 月 27 日方，3 剂，水煎服，每日 1 剂。

三诊：1989 年 3 月 9 日。上症仍在，停药 4 天，昨日下午体温 37℃，苔较黄厚，脉弦数（一息五至），乏力，略心悸，食欲差，心烦，口略干，眠差多梦，易醒。辨证为湿热内阻证，治疗给予清热化湿。处方用平胃散合温胆汤加减。苍术 10g，川朴 10g，陈皮 10g，清半夏 10g，茯苓 20g，枳实 10g，竹茹 10g，黄芩 10g，栀子 10g，木通 10g，生甘草 6g。3 剂，水煎服，每日 1 剂。

四诊：1989 年 3 月 13 日。昨日下午体温 37.1℃，上症仍在，舌中根苔较黄厚，脉弦，上方改苍术 12g、清半夏 12g。4 剂，水煎服，每日 1 剂。

药后症减，渐愈。

按语：蒿芩清胆汤出自《重订通俗伤寒论》，是治疗少阳湿热证的基础方，芳香药配苦寒药，透热于外，泻热于内，理气药配利湿药，使湿得气而化。患者初诊时为表邪为湿邪所遏，滞于少阳三焦，外不得宣解，内不得清泄，治以清透方解。三诊时患者湿久化热，湿热中阻，治以清热化湿，湿热渐化，三焦通利，诸症渐减。

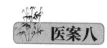 医案八

患者：王某，女，年龄不详，1991年12月24日初诊。

现病史：外感1周，头额痛，鼻流稠黄涕，咽不痛，口干苦，略心烦，脘背痛，时感冷热，头略晕，稍恶心，夜盗汗，舌中根苔较黄厚，脉弦，关脉明显。体温37.5℃。

辨证：湿热痰浊。

治则：和胃化痰。

处方：蒿芩清胆汤加减。青蒿15g，黄芩12g，枳实10g，竹茹10g，茯苓15g，清半夏10g，陈皮10g，滑石20g，青黛15g，柴胡12g，甘草6g。2剂，水煎服，每日1剂。药后盗汗即止，余症均减。

按语：蒿芩清胆汤临床应用以往来寒热，胸胁胀痛，口苦膈闷，吐酸苦水，小便黄赤，舌红苔黄腻，脉滑或弦为辨治要点。本病案为初感表邪，表邪被湿热痰浊内阻，邪困少阳半表半里之间，少阳三焦不利，上方可宣解于外，内清于里，和胃化痰，表证除，内热解，病愈。

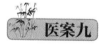 医案九

患者：刘某，男，年龄不详，1991年12月17日初诊。

现病史：外感 3 天，头痛，略头晕，鼻塞流清涕，口干，咽痛，易自汗，脘不满，不恶心，神疲乏力，腰酸，苔稍黄厚，脉数，二便正常。

辨证：气虚外感，挟湿化热证。

治则：益气化湿清热。

处方：补中益气汤加减。生黄芪 15g，白术 10g，陈皮 10g，升麻 6g，柴胡 6g，党参 10g，当归 10g，黄芩 10g，桔梗 10g，甘草 6g，辛夷 10g。3 剂，水煎服，每日 1 剂。

二诊：1991 年 12 月 20 日。头痛头晕消失，自汗除，神疲乏力好转，腰酸去，仍咽干痛，鼻塞，苔薄微黄，脉已不数。辨证为气虚虽解，肺金化热。治疗给予清肺热之法。

处方：桑白皮 12g，地骨皮 10g，黄芩 10g，桔梗 10g，射干 10g，辛夷 10g，甘草 6g。3 剂，水煎服，每日 1 剂。

按语：气虚外感指素体虚，卫表不固，感受外邪，以恶寒发热，自汗，头痛鼻塞，语声低怯，气短倦怠，脉浮无力为常见症的证候。本案患者为气虚的同时兼有肺热的表现，故治疗选方在益气解表的同时注重清泄肺热，初诊重在益气，二诊时肺金化热证显，重在清肺热，临证选方需灵活应用。

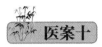

患者：王某，男，30 岁，1992 年 1 月 28 日初诊。

现病史：外感 20 多天，头额痛，甚则晕，时冷热，脘痞满，食欲差，略恶心，心烦，苔稍黄厚，脉弦略数，大便不干，小便可。

辨证：湿热郁阻少阳证。

治则：清胆利湿，和解少阳。

处方：蒿芩清胆汤加减。青蒿 15g，黄芩 12g，枳实 10g，竹茹 12g，茯苓 20g，清半夏 10g，陈皮 10g，滑石 20g，青黛 1g，柴胡 15g，甘草 6g。3 剂，水煎服，每日 1 剂。

按语：本案具有"时冷热、脘痞满、苔黄厚、脉弦数"等蒿芩清胆汤所治主证，故选此方。方中青蒿清透少阳邪热，黄芩善清胆热，并燥湿。两药合用，既能清透少阳湿热，又能祛邪外出，为君药。竹茹清胆热，化痰止呕，枳壳除痰消痞，半夏和胃降逆，陈皮理气化痰，四药为臣药。滑石、甘草、青黛合用为碧玉散，清热利湿，使邪从小便而出。另加以柴胡以助升举阳气，解表退热。

医案十一

患者：白某，男，45 岁，1991 年 12 月 18 日初诊。

现病史：外感 3 天，全身酸痛腿沉，乏力，无寒热，口不干，头目不清，神疲，纳尚可，自感身热，苔薄白稍腻，脉略滑，二便正常。

辨证：外感风寒湿邪，内有蕴热证。

治则：发汗祛湿，兼清里热。

处方：九味羌活汤加减。羌活 10g，防风 10g，细辛 3g，苍术 10g，白芷 10g，川芎 10g，黄芩 10g，生地黄 12g，甘草 6g。2 剂，水煎服，每日 1 剂。

药后诸症除。

按语：本证由外感风寒湿邪，兼内有蕴热所致。风寒湿邪侵犯肌表，郁遏卫阳，闭塞腠理，阻滞经络，气血运行不畅，故肢体酸楚疼痛；里有蕴热，故自感身热；苔白稍腻、脉滑，是表证兼里热之佐证。治当以发散风寒湿邪为主，兼清里热为辅。

医案十二

患者：王某，女，12 岁，1995 年 4 月 23 日初诊。

现病史：近 1 个月鼻流黄涕，外感发烧引起。近 2 天又发热至 38℃以上，咽痛发干，身时热，食欲差，不咳。苔略厚白，质可，脉浮弦细数，大便稍干。

辨证：肺热束表证。

治则：清泻肺热。

处方：泻白散合银翘散加减。柴胡 12g，黄芩 12g，桔梗 10g，生石膏 30g，桑白皮 12g，地骨皮 12g，射干 10g，甘草 6g，牛蒡子 10g，连翘 10g，荆芥 10g，薄荷 10g。3 剂，水煎服，每日 1 剂，2 日服完。

二诊：1995 年 4 月 25 日。来人诉体温 36.4℃，有涕或黄或青，咽红痛，纳略差，苔稍厚。处方：清金化痰汤合苍耳子散加减。桔梗 10g，栀子 10g，黄芩 10g，桑白皮 10g，射干 10g，苍耳子 10g，薄荷 10g，辛夷 10g，白芷 6g，甘草 6g。3 剂，水煎服，每日 1 剂。

按语：患者外感风热，卫气被郁，开阖失司，则发热；风热蕴结成毒，侵袭肺系门户，则咽喉红肿疼痛；肺合皮毛，肺中伏火外蒸于皮毛，故身时热；肺与大肠相表里，肺热蕴蒸，故大便稍干。辨为肺热束表证，方用泻白散合银翘散加减。二诊患者体温未再升高，说明表证已解，仍有涕，咽喉红肿疼痛，故肺热仍在，应清肺化痰，方予清金化痰汤合苍耳子散加减。

医案十三

患者：刘某，男，45 岁，1990 年 5 月 17 日初诊。

现病史：患者 3 天前出现时冷时热，热则汗出，冷热不定时，头晕痛，口苦咽干，脘略痞。大便昨日稀，口服吡哌酸后今日已好转，小便正常，苔较黄厚，质可，脉略弦。今日下午38.7℃，双肺阴性。

辨证：少阳证挟湿热证。

治则：清胆利湿，和胃化痰。

处方：蒿芩清胆汤加减。柴胡15g，清半夏10g，黄芩12g，甘草6g，青蒿15g，枳实12g，竹茹12g，茯苓20g，陈皮10g，青黛12g，滑石20g。3剂，水煎服，每日1剂。

药后烧退。

按语：患者时冷时热，冷热不定时，为邪正交争于半表半里之间。"少阳之为病，口苦，咽干，目眩也"，故患者头晕痛，口苦咽干，亦属于少阳病，为邪犯少阳，胆火上扰清窍所致。病在少阳，湿热为患，故见苔较黄厚，脉略弦。辨为少阳证挟湿热证，方用蒿芩清胆汤加减，以清胆利湿，和胃化痰。

医案十四

患者：顾某，男，9岁，1995年1月12日初诊。

现病史：外感2天，体温仍高，已输青霉素，发热时稍头晕，鼻塞，流清涕，咳嗽，有少量痰，唇略干，头不痛，有汗，中苔稍厚腻，脉数（一息五至），大便3～4天1次，尿不黄。

辨证：风热犯表，卫表失和。

治则：疏表泄热，轻宣肺气。

处方：桑菊饮合银翘散加减。菊花 10g，桔梗 10g，连翘 10g，杏仁 10g，薄荷 10g，荆芥 10g，牛蒡子 10g，豆豉 10g，柴胡 12g，党参 10g，甘草 6g，黄芩 10g。3 剂，水煎服，每日 1 剂。

药后症愈。

按语：本案患者风热犯表，热郁肌腠，卫表失和则发热、汗出，风热上扰则头晕，风热犯肺，肺失清肃则咳嗽、咳痰，风热之邪熏蒸清道则鼻塞、唇干，舌中苔稍厚腻，脉数（一息五至）、大便 3~4 天 1 次为风热侵于肺卫之征。故选用桑菊饮合银翘散加减，方中用菊花、连翘、薄荷清散上焦风热；桔梗、杏仁一升一降，解肌肃肺以止咳；荆芥、豆豉辛而微温，发散表邪，透热外出，两者虽属辛温，但辛而不烈，温而不燥，与辛凉药配伍可增辛散透表之力；牛蒡子疏散风热，宣肺利咽；柴胡、黄芩一散一清，共解少阳之邪；党参、甘草益胃气生津液，以扶正祛邪。

医案十五

患者：刘某，男，70 岁，1995 年 1 月 6 日初诊。

现病史：外感 5 天，已输液，初稍效，复受凉，体温超过 37.3℃，易出汗，头稍晕，咽稍痛，口干苦，咳吐少量黄痰，脘稍满，已无冷热，纳差，舌苔略黄厚，质可，脉略弦数，二便可。

辨证：湿热内郁少阳、犯肺。

治则：清胆利湿，和胃化痰。

处方：蒿芩清胆汤加减。青蒿 15g，黄芩 12g，枳实 10g，竹茹 12g，茯苓 20g，清半夏 10g，陈皮 12g，滑石 20g，青黛 2g，柴胡 12g，桔梗 10g，紫菀 12g，杏仁 12g，甘草 6g。3 剂，水煎服，每日 1 剂。

药后病愈。

按语：《灵枢·四时气》曰："邪在胆，逆在胃，胆液泄则口苦，胃气逆则呕苦。"本案患者身微热，咽痛，口干苦，舌苔略黄厚，脉略弦数属少阳热郁之征，咳吐少量黄痰为邪热犯肺，故选用蒿芩清胆汤加止咳祛痰之药。方中青蒿清透少阳邪热，黄芩清泄胆腑邪热，两药合用，既能清透少阳湿热，又能祛邪外出；枳实、陈皮下气宽中，除痰消痞；竹茹、半夏清化痰热；茯苓、碧玉散清利湿热，导邪从小便出。加柴胡解肌退热，解少阳郁热；青黛清热解毒；桔梗、紫菀、杏仁宣通肺气，止咳祛痰。

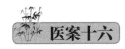

医案十六

患者：岳某，男，19岁，1994年9月28日初诊。

现病史：外感3天，初恶寒，现咽干痛，略咳白痰，口干，饮多，无冷热，无汗，夜有少汗。昨日腿痛，纳差，稍恶心，舌苔薄黄，质可，脉数略浮弦。二便可，左侧扁桃体明显肿大。已服西药治疗。

辨证：外感风寒，郁而化热。

治则：解肌清热，消痰利咽。

处方：柴葛解肌汤加减。柴胡15g，葛根15g，黄芩12g，白芍12g，桔梗10g，羌活10g，白芷10g，生石膏40g，射干10g，甘草10g，生姜3片，大枣2枚。3剂，水煎服，每日1剂。

按语：本案患者为太阳经风寒未解，郁而化热。患者初恶寒，现咽干痛，略咳白痰，口干，无汗，属太阳风寒证；患者纳差，稍恶心是太阳经渐次传入阳明经；舌苔薄黄，脉数，左侧扁桃体明显肿大为风寒郁于肌腠化热之征。治以解肌清热、消痰利咽，选用柴葛解肌汤。葛根味辛性凉，外透肌热，内清郁热；柴胡味辛性寒，为解肌要药，既有疏畅气机之功，又可助葛根外透郁热；黄芩、石膏清泄里热；桔梗宣肺气以助疏泄外邪；羌活、白芷辛散发表，并除诸痛；

白芍、大枣敛阴养血，防止疏散太过而伤阴；生姜解表散寒，温中止呕；甘草调和诸药；射干消痰利咽。诸药合用温清并用，表里同治，疏泄透散。

医案十七

患者：王某，女，49岁，1995年2月3日初诊。

现病史：患者外感3天，已服"解热片、安乃近、感冒通"，现仍恶寒、肢冷、头痛（头两侧、头后部明显），呈阵痛、刺痛，身酸痛、鼻塞、鼻酸、清涕黏痰，咳嗽，吐白黏痰，咽痛，恶心，食欲差，无汗。舌左侧白苔稍厚，舌右侧淡黄苔稍厚，质正常，头略晕，乏力，脉一息五至，大小便可，口干饮不多，腰骶疼痛。体温35.8℃。

辨证：外感风寒犯肺、正气偏虚证。

治则：散寒止咳，扶正祛邪。

处方：柴葛解肌汤加减。柴胡15g，葛根15g，黄芩12g，白芍12g，桔梗12g，羌活10g，白芷10g，生石膏40g，紫菀12g，杏仁12g，党参10g，陈皮10g，甘草10g，生姜5片，大枣5枚。3剂，水煎服，每日1剂。

按语：风寒袭肺，肺气不得宣通，故咳嗽；风寒上受，肺窍不利，则鼻塞，鼻酸，流清涕；寒邪郁肺，气不布津，凝聚成痰，故咳吐白痰；风寒外束肌腠，故伴有恶寒肢冷，

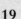

头痛无汗；肺脾气虚，则见头晕，乏力；舌脉可见有风寒郁而化热之象。治以疏风散寒，宣肺止咳，解肌清热，扶正祛邪。

医案十八

患者：刘某，男，30岁，1995年3月21日初诊。

现病史：外感5天，头发懵，鼻塞有黄涕，夹血丝，咽干略痛，声嘶项痛，不恶寒，右背稍痛（有胆囊炎），舌苔薄白，脉不数，二便正常。

辨证：外感风热。

治则：疏风止痛，润肺利咽。

处方：①川芎茶调散加减。川芎10g，荆芥10g，白芷10g，薄荷10g，菊花10g，黄芩15g，桔梗10g，牛蒡子12g，葛根15g，射干12g，甘草10g，连翘12g。4剂，水煎服，每日1剂。②金银花20g，胖大海20g，黄芩5g。1剂，水煎代茶饮，每日1剂。

二诊：1995年3月24日。项痛消失，头略痛沉，鼻塞，鼻涕黄有血丝，咽痛减，右胁时隐痛，舌苔薄白，脉一息四至。

处方：苍耳子散加减。苍耳子10g，薄荷10g，辛夷12g，白芷10g，川芎12g，节菖蒲12g，黄芩15g，桔梗10g，牛蒡子12g，甘草6g。4剂，水煎服，每日1剂。

按语：本案患者属外感风热证，《素问·太阴阳明论》曰："伤于风者，上先受之。"风邪外袭，循经上扰头部，阻遏清阳之气，故见头发懵、项痛；风热之邪熏蒸清道则鼻塞有黄涕、咽干略痛，故首诊选用川芎茶调散加减。咽干痛，声音嘶哑，咽部症状比较明显，故选清热解毒、利咽润肺药物代茶饮。方中川芎、白芷疏风止痛；薄荷清利头目，搜风散热；荆芥疏散风邪；菊花、连翘散风清热；黄芩、桔梗、牛蒡子、射干清热解毒，润肺利咽；葛根解肌散热以治疗项痛；甘草调和诸药。二诊，患者头发懵、项痛症状消失，鼻塞、鼻涕黄有血丝症显，故改方为苍耳子散加减，以祛风通窍，清热利咽。

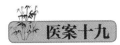 **医案十九**

患者：李某，女，54 岁，1991 年 12 月 31 日初诊。

现病史：患者极易外感，血压 180/100mmHg，口干苦，咳嗽有痰，纳少，脘不痞，有时头晕，眠可，舌苔较黄厚，脉弦略沉。大便近可，小便正常。

辨证：痰热证。

治则：清热化痰。

处方：清中化湿汤加减。清半夏 10g，陈皮 10g，茯苓 20g，枳实 10g，竹茹 10g，远志 10g，石菖蒲 12g，黄芩

10g，栀子 10g，地龙 10g，党参 10g，甘草 6g。3 剂，水煎服，每日 1 剂。

按语：极易感冒，不一定为虚，当细辨之。

医案二十

患者：赵某，女，11 岁，1992 年 1 月 28 日初诊。

现病史：患者发病已 2 个月，现咽略痛，口干，饮较多，体温时高，先感恶寒，继则身热，手足心热，用消炎药后汗出热退，发热时有白沫痰，舌苔较厚微黄，质稍红，两脉浮大数。大便正常，小便黄，食欲差，脘稍痞，不恶心。

辨证：湿热内蕴，热毒上蒸，少阳、阳明失和，气阴渐虚。

治则：先去邪为主。

处方：蒿芩清胆汤加减。青蒿 12g，黄芩 8g，茯苓 12g，枳实 6g，竹茹 8g，清半夏 6g，陈皮 8g，滑石 12g，青黛 0.5g，柴胡 12g，栀子 6g，射干 8g。3 剂，水煎服，每日 1 剂。

按语：《重订通俗伤寒论》蒿芩清胆汤条下云："足少阳胆与手少阳三焦合为一经，其气化一寄于胆中以化水谷，一发于三焦以行腠理。若受湿遏热郁，则三焦之气机不畅，胆中之相火乃炽……此为和解胆经之良方。凡胸痞作呕，寒热如疟者，投无不效。"湿热为病，变化多端，凡辨证为少阳湿热者，均可选用蒿芩清胆汤化裁以治。

医案二十一

患者：仲某某，女，40岁，1992年1月13日初诊。

现病史：患者外感数天，头额痛，鼻塞，流黄涕，口唇干，无咳痰，苔薄白，质稍红，脉略滑。已孕3～4个月，停中药2个月余。近10天查HBsAg 1：64（本院）。

辨证：肺热证。

治则：清肺热，散外邪。

处方：泻白散加减。桑白皮12g，地骨皮10g，黄芩12g，辛夷10g，白芷6g，薄荷10g，菊花10g，甘草6g。3剂，水煎服，每日1剂。

二诊：1992年1月18日。鼻塞消失，头额痛减轻，涕仍黄，口唇干减，苔薄白，脉一息四至。上方改桑白皮15g，地骨皮12g。3剂，水煎服，每日1剂。

三诊：1992年1月21日。头额痛消失，涕已不黄，白天口不干，夜间略干，苔薄白，脉略滑弦。鼻通气过度，身略窜痛。处方：桑白皮15g，地骨皮12g，黄芩12g，辛夷10g，白芷6g，薄荷10g，甘草6g，麦冬10g。3剂，水煎服，每日 1 剂。

按语：《素问》有言："西方生燥，燥生金，金生辛，辛生肺，肺生皮毛，皮毛生肾，肺主鼻。"肺开窍于鼻，故外感肺热证必见鼻塞流黄涕，方选泻白散加减，以桑白皮、地骨皮、黄芩清泄肺热，薄荷、菊花疏散风热，辛夷宣通鼻窍，白芷入阳明经以止头额痛，甘草调和诸药，方机相合，故取佳效。

医案二十二

患者：蒋某某，男，45 岁，1992 年 2 月 9 日初诊。

现病史：患者自春节以来轻度外感，体温略高，经服中西药后热退，现咽有痰阻感，咽不利，咳嗽吐痰，身稍冷，背略寒，身略有痛感，头不痛，眠差，大便不干，无鼻塞。舌中苔稍黄厚，脉弦数略浮滑。

辨证：肺热痰阻，表邪未尽。

治则：清肺化痰，兼散风寒。

处方：清咽宁肺汤加减。桔梗 10g，栀子 10g，黄芩 12g，桑白皮 12g，前胡 10g，紫菀 12g，荆芥 10g，百部 10g，连翘 10g，牛蒡子 12g，甘草 6g。3 剂，水煎服，每日 1 剂。

二诊：1992 年 2 月 12 日。舌根苔略厚微黄，脉弦略滑，今晨遇冷稍咳，眠差。上方去连翘、荆芥，加陈皮 10g，橘络 12g。3 剂，水煎服，每日 1 剂。

按语:《素问》记载:"皮毛者肺之合也，皮毛先受邪气，邪气以从其合也。其寒饮食入胃，从肺脉上至于肺则肺寒，肺寒则外内合邪因而客之，则为肺咳。"经文此处乃提示咳嗽致病因素有内外两端，本案患者身冷、背寒、脉浮说明外有表邪未除，咳嗽吐痰、苔黄厚、脉滑数说明内有痰热阻肺，故以疏风散寒、清化痰热为法。

医案二十三

患者:周某某，男，77 岁，1991 年 11 月 26 日初诊。

现病史:恶寒 10 多天，头稍晕痛，口干苦，鼻流清涕，咽中不利，食欲差，脘稍痞，舌苔稍黄厚，质略暗红，脉略弦数(一息五至)，大便未干，小便正常。近口唇起疱疹。

辨证:外感寒邪，素蕴湿热证。

治则:清热利湿，兼散表邪。

处方:蒿芩清胆汤加减。青蒿 15g，柴胡 12g，黄芩 10g，枳实 10g，竹茹 10g，茯苓 15g，清半夏 10g，陈皮 10g，青黛 1g，滑石 15g，甘草 6g。3 剂，水煎服，每日 1 剂。

二诊:1991 年 11 月 29 日。恶寒减轻，脘略痞，稍恶心，苔白厚，脉弦数。上方去青黛，加苍术 10g，川朴 12g。3 剂，水煎服，每日 1 剂。

按语：本案患者恶寒原因有二，一是外邪未尽，卫气温煦功能失司，二是湿热内蕴，阳气不通。据其舌红、苔黄厚、脉数可知湿热为其当下主要致病因素，故以蒿芩清胆汤化裁以清热利湿为主，加柴胡引邪外出。

医案二十四

患者：吴某某，男，80 岁，1991 年 6 月 30 日初诊。

现病史：患者发热 20 多天，多在半夜 1 点后，用退热药始退，自觉身热，汗不多，腋下先汗，未感恶寒，身不痛，口略干，咽略不适，纳可，脘不痞，热时略心烦，手足心不热，乏力，神疲，活动气喘。舌苔两侧灰黑色，略厚，质略淡红，脉数（一息五至），略弦，力略弱。大便小便正常。持续静脉应用抗生素（具体用药及用量不详）。

辨证：正虚外感，邪热内蕴证。

治则：暂予清透，佐以解表。

处方：蒿芩清胆汤加减。青蒿 12g，黄芩 10g，银柴胡 12g，地骨皮 10g，当归 10g，知母 10g，青黛 1g，党参 10g，甘草 6g。2 剂，水煎服，每日 1 剂。

二诊：1991 年 7 月 2 日。1 剂后翌日体温正常，又服 1 剂，今日上午体温 37.8 ～ 38℃，口略干，能饮，今日出汗较多，苔灰黑略厚，质可，脉弦数（一息五至）。二便可。处方：青蒿15g，黄芩10g，枳实10g，竹茹12g，茯苓20g，清半夏10g，陈皮10g，滑石20g，青黛2g，柴胡12g，甘草6g。2剂，水煎服，每日1剂。

三诊：1991年7月4日。昨日体温正常，今日晨36.2℃，中午36.5℃，纳可，出汗已不多，口略干，饮较多，苔灰黑，右侧略厚，质可，脉弦数略细（一息五至）。略咳痰。二便可。上方2剂，水煎服，每日1剂。

四诊：1991年7月6日。昨日上午体温37.2～38.2℃，11点后体温正常，至今上午体温正常，感觉好，纳佳，口不干，苔前部薄黑根稍黑厚，质嫩，脉右弦数（一息五至），按之力弱。二便正常。上加党参10g。2剂，水煎服，每日1剂。

五诊：1991年7月7日。7日凌晨发热，中午至38.5℃，下午4点输液，上方生石膏30g，1剂，水煎服，每日1剂。

六诊：1991年7月8日。昨天凌晨2点体温37℃多，渐至中午11点多升至38.5℃，自觉心中热，口干，能饮，下午4点多输液加激素，1小时多后体温降。今日体温正常，无不适感，口不干，纳可，脘不痞，头不晕，行走时气喘。根苔略厚，黑褐色，舌质略淡，脉数（一息五至）略濡细。

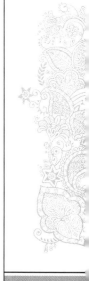

大小便可。7月6日方2剂，水煎服，每日1剂。

七诊：1991年7月12日。前日下午发烧，输液1次，至昨凌晨体温退，昨、今皆好，口干不显，纳可，苔稍厚黑，左脉虚大（一息近五至），右脉略弦细。大小便正常。处方：7月6日方，3剂，水煎服，每日1剂。

八诊：1991年7月15日。13日夜半输液1次，昨日、今上午体温不高，现感头痛、头热，口不干苦，腋下、胸部出汗多，心中略热，根苔黄厚，脉数弦（一息五至）。二便可。7月2日方加栀子10g，改黄芩12g。3剂，水煎服，每日1剂。

九诊：1991年7月18日。头未痛，头热去，食佳，体温未高，心中未热，根苔稍白厚，质可，脉略虚。大便2日1次，不干，小便可。上方3剂，水煎服，每日1剂。

十诊：1991年7月22日。近来体温正常，感觉良好，纳正常，口不干。近3日咽略不适，舌苔白稍厚，均匀满布，质稍淡，脉略弦数（一息五至）。二便正常。上方去柴胡，加桔梗10g。3剂，水煎服，每日1剂。

按语：本案患者高年体虚，气阴不足，外邪内侵，正邪交争，而致发热。其身热、口干、神疲、乏力、脉数略弱等症状均提示其病机属本虚标实，故以益气养阴、清透邪热为法。

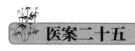

医案二十五

患者：郭某某，女，45 岁，1991 年 5 月 18 日初诊。

现病史：外感 2 天，头痛，鼻略塞，涕清，咽略干，微咳，纳可，微汗出，乏力，神疲，苔薄白，质可，脉可不数。

辨证：气虚外感证。

治则：益气解表。

处方：补中益气汤加减。生黄芪 15g，白术 10g，陈皮 10g，升麻 6g，柴胡 6g，党参 10g，当归 10g，桔梗 10g，黄芩 10g，菊花 10g，甘草 6g。2 剂，水煎服，每日 1 剂。

二诊：1991 年 5 月 23 日。药后头痛止。自产后即出现受凉后两腿酸，苔薄白，脉可，易感冒。处方：当归 10g，细辛 6g，通草 6g，桂枝 10g，白芍 12g，甘草 6g，熟附子 10g，党参 10g，白术 10g，防风 6g，生姜 3 片，大枣 4 枚。4 剂，水煎服，每日 1 剂。

三诊：1991 年 5 月 27 日。症同上，苔薄白。上方 5 剂，水煎服，每日 1 剂。

四诊：1991 年 6 月 1 日。受凉后腿酸减，苔薄白，脉略虚。上方加黄芪 20g，改附子为 12g。5 剂，水煎服，每日 1 剂。

五诊：1991 年 6 月 10 日。腿酸，有凉感，上肢亦微凉，有时脊柱酸，苔薄白，质可，脉略弱。二便可。经行

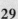

2天，无腰腹痛，断乳8天，头晕。上方加淫羊藿15g，仙茅10g。3剂，水煎服，每日1剂。

六诊：1991年6月14日。腕关节凉感已不明显，余同上，舌中苔白稍厚，脉细。乳汁已基本消失。处方：生黄芪20g，白术12g，防风10g，苍术10g，当归10g，细辛6g，通草6g，桂枝10g，白芍12g，熟附子12g，老鹿角12g，甘草6g，生姜3片，大枣4枚。3剂，水煎服，每日1剂。

七诊：1991年6月21日。药后症状基本消失，已停药3天。苔薄白，脉可。上方4剂，水煎服，每日1剂。

八诊：1991年6月26日。药后症除，苔薄白，脉软，上方5剂，水煎服，每日1剂。

九诊：1991年8月1日。前几天因涉雨水，两小腿又感凉，头略晕，纳可，苔薄白，脉可。处方：当归10g，细辛6g，通草6g，桂枝10g，白芍12g，熟附子12g，甘草6g，羌活10g，独活10g，生姜3片，大枣4枚。3剂，水煎服，每日1剂。

十诊：1991年8月6日。唯左腿肚局部有凉感，舌脉可。上方3剂，水煎服，每日1剂。

十一诊：1991年8月9日。以衣被盖腿时反感腿凉，平时已不觉凉，服药时反胃，苔白稍厚，脉可，腿略酸。

自觉服有鹿角方效佳。处方：当归 10g，细辛 6g，通草 6g，桂枝 10g，白芍 12g，熟附子 12g，老鹿角 15g，陈皮 10g，甘草 6g，生姜 3 片，大枣 4 枚。4 剂，水煎服，每日 1 剂。

十二诊：1991 年 8 月 13 日。腿酸消失，苔薄白，脉细略弦。上方 3 剂，水煎服，每日 1 剂。

十三诊：1991 年 8 月 19 日。苔薄白，脉略弱，上方改附子 15g，白芍 15g。5 剂，水煎服，每日 1 剂。

十四诊：1991 年 8 月 24 日，症除停药。

按语：产后气虚，易罹外感，补气即可驱邪外出，故以补中益气汤加味，诸症可除。产后气虚，阳亦不足，总督人体一身阳气之督脉及阳气最盛之太阳经首当其冲，两小腿肚为足太阳经所行，故稍受凉则感腿酸。以当归四逆汤加味温少阴达太阳，又加温通督脉之鹿角，其效更捷。

医案二十六

患者：任某，男，56 岁，1989 年 4 月 13 日初诊。

现病史：患者感冒 2 个月，现感心悸，躺下即心悸，项背强硬不适，易出汗，口干、饮多，不咳，无痰，咽不痛，胸部痛，略胸闷，食欲差，脘不痞，眠差，略头晕。舌苔根部稍黄厚，舌质正常，脉略弦，不数，二便正常。自述查白细胞高，具体数值不详。

辨证：太阳经输不利，胸中郁热证。

治则：解表，开宣郁热。

处方：桂枝加葛根汤加减。葛根 20g，桂枝 6g，白芍 10g，炙甘草 10g，栀子 10g，淡豆豉 10g，瓜蒌 15g，生姜 3 片，大枣 4 枚。

按语：《伤寒论》云："太阳病，项背强几几，反汗出恶风者，桂枝加葛根汤主之。"桂枝加葛根汤主治太阳中风表虚证兼太阳经输不利，本方用桂枝汤发汗解肌、调和营卫的同时，重用葛根生津舒经，缓解项背强急不适。患者胸痛、胸闷、心悸，结合舌脉，考虑胸中郁热，故加用瓜蒌、淡豆豉、栀子清热化痰、开宣郁热。如此则表证除，郁热解。

医案二十七

患者：杨某，男，9 岁，1994 年 12 月 9 日初诊。

现病史：患者鼻塞半年多。鼻涕，遇冷加重，咽部不利，时痒咳、无痰，咽口不干，纳可，无自汗盗汗，双扁桃体中度肿大，色不红。舌质正常，舌苔薄白，脉弱，多个颈淋巴结肿大，大小便正常。

辨证：脾气虚，痰郁。

治则：祛风通窍，补脾益气。

处方：苍耳子散合补中益气汤加减。苍耳子 10g，薄荷 5g，辛夷 10g，白芷 5g，黄芪 15g，白术 8g，陈皮 8g，升麻 5g，柴胡 5g，党参 8g，当归 8g，桔梗 8g，甘草 6g。4剂，水煎服，每日 1 剂。

二诊：1994 年 12 月 16 日。服上方淋巴结渐消，咳嗽轻，双侧扁桃体肿大不红，舌根苔薄黄，脉细弦，继用上方，加桑白皮 6g。4 剂，水煎服，每日 1 剂。

三诊：1994 年 12 月 20 日。服药后喉两侧淋巴结渐消，右侧扁桃体肿大 Ⅰ 度，不红，流黄涕渐减，咳嗽减，舌根苔薄黄，脉缓，继用上方（12 月 16 日方），4 剂，水煎服，每日 1 剂。

四诊：1994 年 12 月 23 日。咽痒则咳，痰不多，口不干，鼻塞已不显，苔薄白，脉弱，双扁桃体中度大，大便不干。

处方：桔梗 6g，紫菀 10g，荆芥 6g，白部 8g，陈皮 6，白前 6g，黄芩 8g，地骨皮 8g，杏仁 6g，射干 6g，甘草 6g。4剂，水煎服，每日 1 剂。

五诊：1994 年 12 月 27 日。咳略减。上方 3 剂，水煎服，每日 1 剂。

按语：气虚外感是由于卫气不固，外感风寒，气虚托送无力，邪不易解，治疗时不可过于辛散，如单纯祛邪，强发其汗，恐伤正气，治当扶正祛邪，故选用苍耳子散合补中益气汤加减，以祛风通窍，补脾益气。四诊时鼻塞症状已不显，咽痒则咳，故改方为止嗽散加减，以止咳化痰，疏表宣肺。

医案二十八

患者：李某某，女，26 岁，1994 年 12 月 6 日初诊。

现病史：患者外感已 20 多天，已用抗生素，近 3～4 天时冷时热，热时汗出，头额痛头紧，左侧头面、左牙痛，食欲不振，口干，心烦甚，失眠甚，昼夜难眠多噩梦。舌苔略黄厚，质可，脉弦细数，大便多日未下，小便可。发热后未行经。

辨证：湿热郁阻少阳证。

治则：清胆利湿，和解少阳。

处方：蒿芩清胆汤加减。青蒿 15g，黄芩 12g，枳实 10g，竹茹 10，茯苓 20g，清半夏 10g，陈皮 10g，滑石 20g，青黛 2g，柴胡 12g，甘草 6g，栀子 10g。3 剂，水煎服，每日 1 剂。

药后病愈。

按语：《重订通俗伤寒论》曰："足少阳胆与手少阳三焦合为一经，其气化一寄于胆中以化水谷，一发于三焦以行腠理。若受湿遏热郁，则三焦之气机不畅，胆中之相火乃炽。"足少阳胆经循行路线"起于目外眦，上至头角，下行到耳后"，本案患者额头、左侧头面、左牙均为足少阳胆经的循行部位，患者时冷时热、口干、心烦属少阳经病证，故方选用清胆利湿、和解少阳的蒿芩清胆汤加减。

医案二十九

患者：赵某，男，3岁，1992年7月27日初诊。

现病史：患者易感冒，咳嗽，苔薄白，脉弱，指纹淡。

辨证：气虚肺热证。

治则：补中益气，清泻肺热。

处方：补中益气汤加减。生黄芪6g，白术4g，陈皮4g，升麻2g，柴胡2g，党参4g，当归3g，黄芩4g，紫菀4g，桔梗4g，甘草4g。1剂，水煎服，每日1剂。

二诊：1992年7月28日。略咳，双侧扁桃体大，不红。上方加射干4g。1剂，水煎服，每日1剂。

三诊：1992年8月10日。前日起又发热，昨晚体温38.5℃，微咳，咳则吐黏痰，双侧扁桃体漫大，色稍红，舌中部苔较厚微黄，指纹略紫，脉一息五至，二便可。辨证为湿热痰郁证。处方：青蒿6g，黄芩4g，枳实3g，竹茹5g，茯苓6g，清半夏4g，陈皮4g，滑石5g，青黛0.5g，桔梗 4g，甘草 3g。1 剂，水煎服，每日 1 剂。

四诊：1992 年 8 月 11 日。体温正常，苔转薄，扁桃体似肿大。处方：桔梗 4g，栀子 3g，黄芩 4g，桑白皮 4g，知母 3g，浙贝母 5g，前胡 3g，射干 4g，甘草 3g。1 剂，水煎服，每日 1 剂。

五诊：1992 年 8 月 13 日。夜盗汗，昨晚自服五倍子、朱砂后盗汗减，微咳，易感冒，纳可，苔薄白，脉弱，扁桃体大，色稍红。初诊方加地骨皮 4g，2 剂，水煎服，每日 1 剂。

六诊：1992 年 8 月 15 日。盗汗止，咳止，双侧扁桃体仍大，色正常，脉弱。上方 2 剂，水煎服，每日 1 剂。

按语："虚则补，实则泻"，当据其脉症，及时调整方药，患儿数天之内虚实变易，方随证转均起到药到病除之效，功在谨守病机，各司其属，有者求之，无者求之，胜者责之，虚者责之。

医案三十

患者：张某，女，12 岁，1995 年 3 月 14 日初诊。

现病史：患者患外感 3 天，体温时高，咽中不利，稍咳无痰，口干无鼻塞，头不痛，有时恶寒，汗不多，身时痛，乏力，苔薄白，脉细数（一息五至），大小便均可。

辨证：外感风寒，郁而化热。

治则：解肌清热。

处方：柴葛解肌汤加减。柴胡 12g，葛根 12g，黄芩 10g，白芍 10g，桔梗 10g，羌活 10g，白芷 6g，生石膏 30g，党参 10g，甘草 6g，生姜 3 片，大枣 3 枚。2 剂，水煎服，每日 1 剂。

按语：《伤寒六书》记载柴葛解肌汤"治足阳明胃经受邪、目疼、鼻干、不眠、头疼、眼眶痛、脉来微洪，宜解肌，属阳明经病，其正阳明腑病，别有治法"。本案患者体温高、恶寒少汗、身痛提示风寒束表，口干、脉数提示外邪入里化热，故以柴葛解肌汤加减，乏力、脉细提示正气不足，故加一味党参扶正。

 医案三十一

患者：李某某，女，30 岁，1995 年 3 月 21 日初诊。

现病史：患者外感 3 天，头略痛，鼻声重，咽干痛，略咳痰，体温稍高，食欲可，苔薄白，脉略数，大小便均可。

辨证：风热证。

治则：疏风清热。

处方：桑菊饮合银翘散加减。桑叶 10g，菊花 10g，桔梗 10g，连翘 10g，杏仁 10g，薄荷 10g，芦根 20g，金银花

20g，牛蒡子 12g，荆芥 10g，甘草 6g，黄芩 10g。3 剂，水煎服，每日 1 剂。

按语：本案患者体温高不伴恶寒且有咽干痛、脉数，为外感风热证，略咳提示热伤肺络、肺气不宣，故以银翘散合桑菊饮加减。

第二节 咳嗽

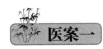
医案一

患者：张某某，男，72岁，1992年3月7日初诊。

现病史：患者平素咳痰较多，口干苦，脘略痞，纳差，咳时脘腹串动起疙瘩，右手用力握时指麻，舌苔较白厚，脉弦，二便可，头不晕，左耳时鸣，有结核史已治疗，血压90/60mmHg。

辨证：痰浊阻胸证。

治则：健脾理气化痰。

处方：清中化湿汤加减。清半夏10g，陈皮10g，茯苓20g，枳实10g，黄芩10g，远志10g，石菖蒲10g，郁金10g，苏子10g，莱菔子12g，白芥子10g，甘草6g。3剂，水煎服，每日1剂。

二诊：1992年3月10日。脘痞略减，纳转好，余同上，苔稍白厚，脉弦细，大便可。上方加木香10g。3剂，水煎服，每日 1 剂。

三诊：1992 年 3 月 13 日。血压 125/75mmHg，咳痰减，脘痞显减，纳增，右手中指、无名指时麻，左耳鸣，腹中起疙瘩减，舌苔略黄厚，脉略弦沉，头不晕，大便稀，每日 2 次。处方：清半夏 10g，陈皮 10g，茯苓 20g，枳实 10g，竹茹 12g，黄芩 12g，远志 10g，石菖蒲 12g，莱菔子 15g，地龙 10g，苍术 10g，甘草 6g。4 剂，水煎服，每日 1 剂。

四诊：1992 年 3 月 17 日。右指麻减，咳痰减，腹中未起疙瘩，苔略黄厚，脉弦细，大便不稀。上方 3 剂，水煎服，每日 1 剂。

五诊：1992 年 3 月 20 日。右指麻减，痰仍稍多，纳好转，苔稍黄厚，脉弦略细，大便正常。上方改地龙 12g。6 剂，水煎服，每日 1 剂。

按语：《医宗必读·痰饮》提出"脾为生痰之源，肺为贮痰之器"。脾失健运，湿无以化，湿聚成痰，故患者纳差，咳痰多，治以健脾理气化痰，脾运化正常，则无以化痰。

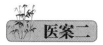 **医案二**

患者：赵某，女，50 岁，1988 年 12 月 31 日初诊。

现病史：患者咳吐黄稠黏痰 3 天多，头额眉棱骨痛，食欲不振，口干不欲饮，脘痞满，舌质可，中部满黄燥苔，舌根及四周无苔，脉弦不数。大便干燥，小便正常。

辨证：脾胃阴虚，外感。

治则：益阴解表。

处方：加减葳蕤汤加减。白薇 12g，玉竹 10g，淡豆豉 10g，桔梗 10g，薄荷 10g，桑白皮 12g，地骨皮 12g，黄芩 10g，麦冬 12g，桑叶 10g，甘草 6g。2 剂，水煎服，每日 1 剂。

二诊：1989 年 1 月 1 日。药后脘痞热，症不减，欲便不能，胸略闷，痰多。右脉弦略滑，左沉弦，舌同前而稍厚。治当清肺通腑泄热，给予小陷胸汤加减。瓜蒌 20g，清半夏 10g，黄芩 12g，枳实 10g，厚朴 10g，大黄 15g，桑白皮 12g，地骨皮 10g，甘草 6g，黄连 5g。1 剂，水煎服，每日 1 剂。

三诊：1989 年 1 月 2 日。凌晨 1 点半大便下（昨日 2～4 点服两次中药），脘痞消失，胸闷已不显，口干减，仍咳吐白黏痰，舌中苔薄黄，脉同前。继服上方 1 剂，水煎服。

四诊：1989 年 1 月 3 日。偶感咳嗽，吐白痰，纳可，口不干，不闷，苔中薄黄，脉弦，大便正常。

按语：首诊辨证有误，舌中苔薄黄燥，大便干燥，显系阳明郁热，腑气不畅，肺蕴痰热，当通腑泄热清肺，二诊调转船头，改用小陷胸汤加减，诸症显减。

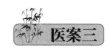医案三

患者：白某，男，55岁，1989年3月13日初诊。

现病史：感冒已月余，现仍咳嗽，吐白痰，略胸闷痛，胸中略热，身无冷热，烧心，食欲减。大便不干。舌苔薄微黄，脉弦数（一息五至）。

辨证：痰热内蕴证。

治则：清化痰热。

处方：小陷胸汤合止嗽散加减。瓜蒌25g，清半夏10g，黄芩12g，桔梗10g，紫菀12g，百部10g，白前10g，甘草10g，陈皮10g。3剂，水煎服，每日1剂。

二诊：1989年3月16日。症减，胸中发干，大便正常，苔薄黄，脉弦数（一息五至）。上方加黄连5g。3剂，水煎服，每日1剂。

三诊：1989年3月19日。症减，痰略多，苔薄黄，脉弦。上方加紫苏子10g、白芥子10g。3剂，水煎服，每日1剂。

四诊：1989年3月23日。症同上，痰白，自述略发咸，鼻清，略胸闷痛，苔薄黄，舌质可，脉可。给予苓甘五味姜辛汤加减。药用茯苓20g，干姜6g，五味子6g，细辛5g，甘草6g，清半夏10g，炙麻黄10g，桂枝8g，白芍10g。3剂，水煎服，每日1剂。

五诊：1989 年 3 月 27 日。痰已不咸，鼻流清涕，胸闷疼减，胸中稍发干，根苔稍厚微黄，脉弦略滑。上方加辛夷 10g，苍耳子 10g，改麻黄 6g。3 剂，水煎服，每日 1 剂。忌食肉类。

按语：本案患者属感冒风寒未及时就医或者发汗后表证未解，而入里化热。虽病程已月余，里热限于中上焦，以肺胃郁热为主，方选小陷胸汤合止嗽散加减，三诊后郁热除，里寒仍在，故方选苓甘五味姜辛汤加减以温化寒痰。寒热转化，当清则清，当温则温，不可胶着。

医案四

患者：王某，女，45 岁，1989 年 3 月 22 日初诊。

现病史：感冒 10 多天，仍咳胸闷，吐白稠痰或黄痰，头晕，乏力，咳则胸痛，舌苔薄白，舌质可，脉沉略弦，大便正常。曾服用庆大霉素、鱼腥草等药（具体用法用量不详）。

辨证：气虚挟痰阻证。

治则：补脾益气，化痰宣肺。

处方：补中益气汤加减。黄芪 15g，白术 10g，陈皮 10g，升麻 6g，柴胡 6g，党参 10g，当归 10g，甘草 6g，桔梗 10g，紫菀 12g，百部 10g，白前 10g，黄芩 12g，地骨皮

12g。2 剂，水煎服，每日 1 剂。

二诊：1989 年 3 月 24 日。头晕止，胸闷减，仍咳吐稠痰，胸痛，口不干，舌苔薄微黄，脉弦略细。处方：党参10g，黄芪 15g，柴胡 6g，升麻 6g，桔梗 10g，麦冬 12g，瓜蒌 20g，清半夏 10g，黄芩 10g，黄连 5g。3 剂，水煎服，每日 1 剂。

按语：本案属太阳病过用寒凉药物伤及脾胃，脾气亏虚，运化无力，清阳不升，表现为头晕、乏力等症；脾虚则津液运化无权，津聚为痰为饮，表现为胸闷、吐白稠痰或黄痰。首诊方选补中益气汤，二诊时痰热之证明显，故改变方药占比，以清热化痰为主，兼顾益气升脾。

医案五

患者：张某，女，45 岁，1991 年 5 月 18 日初诊。

现病史：患者咳嗽 2 ~ 3 天，有少量黄痰，咽痒，不发热，汗不多，头不疼，流清涕，舌正常。

辨证：风邪犯肺。

治则：宣利肺气，疏风止咳。

处方：止嗽散加减。桔梗 6g，紫菀 8g，荆芥 5g，百部6g，陈皮 5g，白前 6g，黄芩 8g，甘草 5g。2 剂，水煎服，每日 1 剂。

药后咳止。

按语：该患者属风邪犯肺，肺失清肃证。本证以咳嗽咽痒、苔薄白为辨证要点。选方止嗽散以疏风止咳，宣利肺气。《医学心悟》讲止嗽散"温润和平，不寒不热，既无攻击过当之虞，大有启门驱贼之势。是以客邪易散，肺气安宁"。

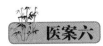

医案六

患者：于某，女，74岁，1991年4月6日初诊。

现病史：类风湿关节炎病史20年，10年未下床，前因外感咳嗽，用膏药已8天，两肺底湿性啰音。近7~8个月时冷时热，汗出，易汗出。食欲可，食不欲咽，小便频，无尿热尿痛，大便可。苔较厚微黄，舌边苔剥，质色可，脉略弦。

辨证：脾肾两虚证。

治则：健脾益肾。

处方：二仙汤加减。淫羊藿12g，仙茅10g，巴戟天10g，当归10g，知母10g，黄柏10g，党参10g，茯苓20g，白术10g，陈皮10g。3剂，水煎服，每日1剂。

按语：本方的配伍特点是壮阳药与滋阴药同用，以针对阴阳俱虚于下，而又有虚火上炎的证候。方中仙茅、仙灵脾、巴戟天温肾阳，补肾精；黄柏、知母泻相火而滋肾阴；当归温润，养血而调冲任。并加用党参、茯苓、白术等以健脾益气。

医案七

患者：孙某，女，62岁，1991年4月6日初诊。

现病史：咳嗽，胸闷，吐白痰较多3年，每逢冬至外感则发，咳甚胸痛，口略干，纳可，大便稍干，苔白稍厚，质可，脉弦。

辨证：风邪犯肺，痰浊壅盛。

治则：宣利肺气，温肺化痰。

处方：止嗽散合三子养亲汤加减。桔梗10g，紫菀12g，百部10g，陈皮10g，白前10g，苏子10g，莱菔子12g，白芥子10g，黄芩10g，甘草6g，瓜蒌20g。3剂，水煎服，每日1剂。

按语：本案患者咳嗽易因感寒而发，吐痰较多，舌苔白厚，故选方三子养亲汤以温肺化痰。方中白芥子温肺化痰、利气畅膈，苏子降气消痰、止咳平喘，莱菔子消食导滞、降气祛痰，配合止嗽散以疏风宣利肺气。

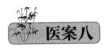

医案八

患者：张某，女，24岁，1990年11月6日初诊。

现病史：患者咳嗽1个月，由外感引起，吐白痰，咳甚则呕，呕反胃，食易呕。身无冷热，鼻塞，头略昏沉，痰略难吐，苔薄白，脉略弦。

辨证：风邪犯肺之咳嗽。

治则：宣利肺气，疏风止咳。

处方：止嗽散加减。桔梗10g，紫菀12g，荆芥10g，百部12g，陈皮10g，白前10g，川芎12g，菊花10g，甘草6g，黄芩10g，麦冬12g。2剂，水煎服，每日1剂。

二诊：1990年11月8日。咳减，未呕，余症稍减，头略不适，鼻略塞，有涕，苔薄白，脉略细。处方：川芎茶调散加减。川芎12g，荆芥10g，防风6g，细辛3g，白芷6g，薄荷6g，菊花10g，辛夷10g，黄芩10g，甘草10g，桔梗10g，紫菀12g。3剂，水煎服，每日1剂。

按语：患者外感风邪，表解不彻，其邪未尽，肺失清肃，故咳1月仍不止，吐白痰，舌苔薄白是表邪尚存之征。辨为风邪犯肺之咳嗽，方予止嗽散加减。二诊患者咳减，头略不适，鼻塞有涕，为风邪稽留不解，循经上犯所致，为外感风邪头痛，方予川芎茶调散加减，以疏风止痛。

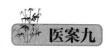

医案九

患者：张某某，女，1.5岁，1994年12月23日初诊。

现病史：咳嗽、气喘10多天。初发热，于当地医院输液治疗11天，体温不高，进食可，口舌糜烂，能饮，易出汗，苔薄少，质一般，指纹淡，大便不干。今日地区医院X线片示支气管炎。

辨证：肺气虚、阴虚证。

治则：补肺固卫，滋阴润肺。

处方：补中益气汤加减。生黄芪10g，白术4g，陈皮4g，党参4g，沙参4g，玉竹4g，当归4g，麦冬5g，桔梗5g，紫菀5g，杏仁5g，甘草4g，黄芩5g。4剂，水煎服，每日1剂。

二诊：1994年12月27日。口舌糜烂减，出汗减，咳减，略喘，喉中有痰，饮水略多，苔薄，面唇赤，大便干。辨证为肺热未清。处方：桔梗5g，紫菀5g，百部5g，陈皮5g，白前5g，黄芩6g，地骨皮6g，杏仁5g，麦冬6g，知母5g，甘草4g。3剂，水煎服，每日1剂。

三诊：1995年1月10日。来人述药后咳嗽止，停药，近日面红口舌糜烂，时咳，大便干，体温正常，喝水多，苔厚白。处方：生石膏12g，知母5g，牡丹皮5g，黄芩

5g，甘草 3g。3 剂，水煎服，每日 1 剂。

按语：卫气虚弱，不能充实腠理，外邪易侵，故易汗出；肺虚不能主气故咳嗽、气喘；肺阴亏虚，虚热内灼则口舌糜烂。选方为补中益气汤加滋阴润肺止咳之药。二诊时，出汗减，肺气虚证已不显，咳喘有痰、面唇赤、大便干说明肺热未清，故改方为止嗽散加清肺降火之药。三诊时，面红口舌糜烂，大便干，喝水多，属气分热盛证，故选用白虎汤加减。

医案十

患者：曹某某，男，43 岁，1995 年 2 月 18 日初诊。

现病史：患者外感后咳嗽吐痰，前几次先服止嗽散，又服泻白散等加味，症减，外出稍受风呛，近日又时咳清痰，面目有水肿貌，背稍恶寒，舌根苔同常（稍厚微黄），脉弦。

辨证：水饮内停犯肺。

治则：解表散寒，温肺化饮。

处方：小青龙汤合苓桂术甘汤加减。茯苓 25g，桂枝 12g，白术 12g，细辛 6g，清半夏 12g，五味子 8g，干姜 10g，炙麻黄 8g，白芍 12g，甘草 10g。2 剂，水煎服，每日 1 剂。

药后症显减，较其他方剂效佳。

按语：《难经·四十九难》曰："形寒饮冷则伤肺。"仲景云："病痰饮者，当以温药和之。"患者外感风寒，水寒相搏，皮毛闭塞，肺气易困，输转不利，水寒射肺，肺失宣降，故咳清痰；水饮溢于肌肤，故水肿。该患属水饮内停犯肺证，治以解表散寒，温肺化饮，选用小青龙汤合苓桂术甘汤加减。两方合用，风寒解，水饮去，肺气复舒，宣降有权，诸症自平。

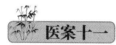

医案十一

患者：张某某，女，43 岁，1995 年 3 月 17 日初诊。

现病史：患者外感 10 多天，仍咳嗽，吐白黏痰，咽略干痛，胸闷，头稍不清亮，心烦，舌根部苔变黄厚，脉略弦，大便正常。已用西药治疗。

辨证：风热犯肺证。

治则：疏风清热，宣肺化痰。

处方：清咽宁肺汤加减。桔梗 10g，黄芩 10g，栀子 6g，桑白皮 12g，知母 10g，前胡 10g，射干 12g，瓜蒌 15g，清半夏 10g，陈皮 10g，菊花 10g，甘草 6g。4 剂，水煎服，每日 1 剂。

二诊：1995 年 3 月 21 日。咳痰消失，咽痛明显，胸闷，心烦，纳差，头较清亮，舌苔黄腻稍厚，脉略弦，大便可。

血压 100/75mmHg。处方：桔梗 12g，栀子 10g，黄芩 12g，桑白皮 12g，知母 10g，前胡 10g，射干 12g，青果 10g，瓜蒌 15g，清半夏 10g，黄连 5g，甘草 6g。3 剂，水煎服，每日 1 剂。

按语：咳嗽的病因分外感和内伤，外感咳嗽以风寒、风热、风燥为主，内伤咳嗽为痰湿、痰热、肝火、肺阴亏虚等。本案患者属风热犯肺证，风热犯肺，肺失清肃则咳嗽，肺热伤津则咽干痛，肺热内郁则见心烦、舌根部苔黄厚。故选用清咽宁肺汤加减。

医案十二

患者：张某某，女，50 岁，1991 年 11 月 29 日初诊。

现病史：患者咳吐白黏痰、口黏，晨起明显 40～50 天，胸闷，外感后引起，身无冷热，食欲可，脘不胀，乏力不显。舌苔左侧稍白厚，质可。右脉弦细数，左脉弦数（一息五至）。

辨证：痰浊阻肺证。

治则：先治痰浊，后理脾。

处方：止嗽散加减。桔梗 10g，紫菀 12g，百部 10g，陈皮 10g，白前 10g，黄芩 10g，桑白皮 10g，地骨皮 10g，苏子 10g，白芥子 10g，甘草 6g，瓜蒌 20g。3 剂，水煎服，每日 1 剂。

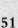

二诊：1991 年 12 月 2 日。咳痰减，仍多在晨起时咳痰约 30 分钟，胸稍闷，食欲可，药后稍烧心，头微痛，苔薄白，左根部稍薄白腻，脉略沉弦略细。处方：清半夏 12g，陈皮 12g，茯苓 20g，枳实 10g，竹茹 12g，黄芩 10g，白芥子 10g，瓜蒌 15g，甘草 6g。3 剂，水煎服，每日 1 剂。

按语：此案据患者咳吐白痰、胸闷、苔白厚可知病机为痰浊阻肺、肺失宣降，方选止嗽散加减。止嗽散出自程钟龄《医学心悟》，原方主治"诸般咳嗽"，全方"温润和平，小寒不热，既无攻击过当之虞，大有启门驱贼之势。是以客邪易散，肺气安宁"，加用苏子、白芥子、瓜蒌增强止咳化痰之功。因脉数，考虑肺热，故加黄芩、桑白皮、地骨皮兼清肺热。脾为生痰之源，痰浊去后，亦当理脾，所谓治病求本是也。

医案十三

患者：任某某，男，71 岁，1991 年 11 月 22 日初诊。

现病史：患者身略冷已数天，咳吐黄痰，咽不干疼，舌中苔薄白，大部舌红无苔，脉数（一息五至）。食欲不振，头不痛，下肢肿。大便不干，小便可。

辨证：阴虚外感，肺热证。

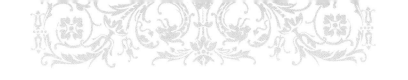

治则：养阴清肺透邪。

处方：泻白散合加减葳蕤汤化裁。桑白皮 12g，地骨皮 12g，白薇 12g，桔梗 10g，豆豉 12g，玉竹 10g，黄芩 10g，沙参 10g，麦冬 12g。3 剂，水煎服，每日 1 剂。

二诊：1991 年 11 月 25 日。来人诉咳痰减，下肢肿减，体温 37.5～38℃，食欲近半年较差，轻恶寒。上方改白薇为 15g，加银柴胡 12g。2 剂，水煎服，每日 1 剂。

三诊：1991 年 11 月 26 日。今日中午体温 39.2℃，咳吐白黏痰，胸中热，口不干，体温高时恶寒，经常足热，舌红无苔，有裂纹，润，脉大数（一息五至）。今晨大便。辨证为阴虚外感，痰浊阻肺。处方：白薇 15g，玉竹 10g，豆豉 10g，桔梗 10g，薄荷 10g，地骨皮 12g，银柴胡 12g，沙参 10g，麦冬 10g，苏子 10g，百部 10g，白芥子 10g。2 剂，水煎服，每日 1 剂。

四诊：1991 年 11 月 28 日。昨天上午体温 36.5℃，昨晚体温正常，今晨体温 38℃多，上午 10 点 37.8℃，咳痰减，食欲差，脘略满，口不干，舌嫩红无苔，裂纹，脉大势减，一息近五至。大便正常，双肺音清，下肢肿消。上方改白芥子为 12g。3 剂，水煎服，每日 1 剂。

五诊：1991 年 12 月 1 日。晨起体温稍高 37.7℃，下午一般正常，下肢已不肿，咳吐白黏痰，舌疼，食欲不振，

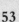

脘略痞，左腿肚有热感，舌略红，无苔，裂纹多，脉细数（一息五至）略沉。大便已数日未下，小便正常。处方：沙参 10g，桑叶 10g，玉竹 10g，白扁豆 15g，麦冬 15g，花粉 10g，桔梗 10g，地骨皮 12g，白薇 12g，紫菀 12g，百部 12g，黄芩 10g，甘草 6g。3 剂，水煎服，每日 1 剂。

六诊：1991 年 12 月 4 日。体温正常，仍咳吐黏痰多，咽略痛，舌疼，大便未下，纳略差。上方 3 剂，水煎服，每日 1 剂。

按语：《景岳全书·咳嗽》记载："外感之邪多有余，若实中有虚，则宜兼补以散之。内伤之病多不足，若虚中挟实，亦当兼清以润之。"本案患者身冷、无苔提示阴虚外感，咳吐黄痰、舌红、脉数提示肺热，故选泻白散合加减葳蕤汤化裁，清肺热、滋阴、解表，清、滋、解三法结合，标本兼顾，扶正祛邪。

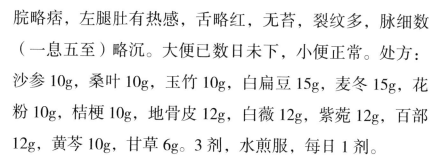

医案十四

患者：房某，男，43 岁，1990 年 3 月 21 日初诊。

现病史：患者咳吐白黏痰 5 天，夹血丝，咽略干，胸略闷而不痛，体温正常，白细胞高，大便稀，每日 1 次，小便黄。舌苔中部稍厚腻，微黄，舌质暗红，脉弦。

辨证：肺热证。

治则：清热化痰，宽胸散结。

处方：小陷胸汤加减。瓜蒌 20g，清半夏 10g，黄芩 12g，桔梗 10g，紫菀 12g，百部 10g，陈皮 10g，白前 10g，白茅根 20g，仙鹤草 12g，甘草 6g。3 剂，水煎服，每日 1 剂。

二诊：1990 年 3 月 23 日。咳痰减少，血丝亦极少。左胸略不适，口略干，饮水多，饮食可，咽干，大便略稀。舌苔较厚、色褐，舌边齿印略淡，脉弦略滑。上方去白茅根，加射干 10g、仙鹤草 15g。3 剂，水煎服，每日 1 剂。

按语：祛邪的同时不可忽略培补正气。此案将小陷胸汤中黄连改为黄芩，着重清上焦肺热，方中宣肺、清热、化痰、止血、补虚并用，泄中有补，散中有收，故 3 剂药后症状大减。

医案十五

患者：刘某，女，4 岁半，1994 年 12 月 27 日初诊。

现病史：患者咳嗽 10 天，近 4 天发热，已服红霉素等治疗，苔薄白，脉弱。

辨证：风邪犯肺证。

治则：宣利肺气，疏风止咳。

处方：止嗽散加减。桔梗 5g，紫菀 6g，荆芥 5g，百部 5g，陈皮 5g，白前 5g，黄芩 6g，杏仁 5g，党参 5g，甘草

5g。2 剂，水煎服，每日 1 剂。

二诊：1994 年 12 月 30 日。仍咳无痰，口不干，苔薄白，质可，脉弱，双肺呼吸音粗，初睡时有汗。辨证为肺气虚。处方：生黄芪 10g，党参 5g，茯苓 10g，白术 5g，陈皮 5g，麦冬 6g，五味子 4g，沙参 5g，杏仁 5g，甘草 5g。2 剂，水煎服，每日 1 剂。

三诊：1995 年 1 月 6 日。咳止，停药。

按语：《景岳全书·咳嗽》曰："咳嗽之要，止惟二证，何为二证？一曰外感，一曰内伤而尽之矣。"咳嗽的病因有外感、内伤两大类。外感咳嗽为六淫外邪侵袭肺系，内伤咳嗽为脏腑功能失调，内邪干肺。不论邪从外入，或自内而发，均可引起肺失宣肃，肺气上逆作咳。外感咳嗽与内伤咳嗽可相互影响为病，久延则邪实转为正虚。首诊时，患者咳嗽 10 天，久病则虚，故方选用止嗽散加党参，宣利肺气，疏风止咳，兼补虚。二诊时，患者仍咳，初睡时有汗，脉弱为肺气虚，改为补肺益气养阴之药，疗效佳，咳止。

第三节　喘证

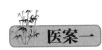
医案一

患者：史某某，女，98 岁，1992 年 2 月 9 日初诊。

现病史：患者中午 11 点来急诊，外感 10 天左右，已用抗生素治疗（具体不详）。现喘闷，痰不易吐，口舌干，纳少，双肺干湿性啰音满布，舌质较红，无苔、无津，脉略数虚，大便不干。

辨证：肺胃阴虚有热，伤津证。

治则：清养肺胃。

处方：沙参麦冬汤加减。沙参 10g，桑叶 6g，玉竹 10g，白扁豆 20g，麦冬 12g，花粉 10g，黄芩 10g，地骨皮 12g，桔梗 10g，甘草 6g，莱菔子 12g，白芥子 10g。1 剂，水煎服，每日 1 剂。

二诊：1992 年 2 月 9 日下午 6 点。午后方服头次药，现双肺湿性啰音消失，少量干性啰音，已可吐出痰，喘减，面赤去，口干减，舌质已润，寸脉略浮。

三诊：1992年2月10日上午10点半。口干减，时有咳痰，喘闷减，稍恶心，食少，肺部干湿性啰音基本消失，舌略红无苔，脉寸关略大。上方加苏子10g，竹茹12g。2剂，水煎服，每日1剂。

四诊：1992年2月12日。双肺呼吸音略粗，口干显减，食欲有恢复，大便略干，已有少量薄白苔，质红减，脉略不齐，胸已不闷，喉中已无痰。初诊方去莱菔子、白芥子，加炒麦芽12g，山楂12g。2剂，水煎服，每日1剂。

五诊：1992年2月15日。肺呼吸音基本正常，口略干，饮食尚可，时咳白痰，面时红，舌红无苔，脉结代，大便稍干，面时红。初诊方去莱菔子、白芥子，加紫菀12g，百部10g。2剂，水煎服，每日1剂。

按语：《类证治裁》认为："喘由外感者治肺，由内伤者治肾"。初诊时患者阴虚明显，治以清养肺胃，方以沙参麦冬汤加减，1剂药后患者诸症减，辨证准方可见效快，若见效甚微，则考虑是否辨证准确。

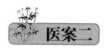 **医案二**

患者：相某，男，4.5岁，1991年5月3日初诊。

现病史：患儿咳喘2年，过咸、外感可引发，双肺干性啰音，心脏听诊（－），自汗、盗汗2年，纳可。

辨证：肺气阴虚，肺热证。

治则：益气养阴，兼以清肺化痰。

处方：①汤剂：止嗽散加减。桔梗5g，紫菀5g，百部5g，陈皮5g，白前5g，人参5g，麦冬6g，五味子3g，生龙骨12g，生牡蛎12g。1剂，水煎服，每日1剂。②贴剂：五倍子3g，朱砂2g。1剂，每日1剂，贴脐。

二诊：1991年5月4日。1剂后咳止，双肺干性啰音消失，自汗、盗汗消失，左肺听诊音粗糙。上方继服4剂，水煎服，每日1剂；敷贴药3剂，每日1剂。

按语：患儿年龄4岁半，病史2年多，病程可谓不短。结合脉症，为虚实兼杂之证，应清补并用。汤剂中前6味药清肺化痰以治标，后4味润肺敛肺潜虚阳，辅以五倍子、朱砂末以醋或凉水调敷神阙穴以收涩敛降浮越之阳，故能收到1剂后咳止喘平，自汗、盗汗消失，双肺干性啰音消失之卓效。

医案三

患者：张某，男，66岁，1991年4月6日初诊。

现病史：患者慢性支气管炎5～6年，冬季严重，胸闷，痰不多，食欲尚可，苔薄白，活动则喘憋，心不慌，大便不干，小便正常，苔薄白，脉可。双肺干性啰音。

辨证：气虚证。

治则：补益肺气，止咳平喘。

处方：生脉散合止嗽散加减。党参 10g，麦冬 10g，黄芩 10g，桔梗 10g，紫菀 10g，百部 10g，苏子 10g，白前 10g，甘草 6g，茯苓 15g。3 剂，水煎服，每日 1 剂。

按语：患者久病体虚，活动则易憋喘，故用党参、麦冬益气滋阴。紫菀、白前、百部止咳化痰，治咳嗽不分新久，皆可取效。

医案四

患者：王某某，女，54 岁，1995 年 3 月 17 日初诊。

现病史：患者咽右侧、头部左侧、身体左髋疼痛，胸闷易喘 3～4 年。舌根苔稍黄厚，质暗，舌下络紫暗，瘀斑多，脉弦细涩，二便可。有脑血栓病史。

辨证：气滞血瘀证。

治则：活血行气，清热养阴。

处方：会厌逐瘀汤加减。桃仁 10g，红花 10g，甘草 6g，桔梗 10g，生地 10g，当归 12g，玄参 10g，柴胡 10g，枳壳 10g，赤芍 10g，牡丹皮 10g。4 剂，水煎服，每日 1 剂。

药后症均显减，咽阻塞感消失（透气了），纳差，乏力，头晕，大便稀。

按语：本案患者舌质暗，舌下络紫暗，瘀斑多，脉弦细涩，有脑血栓病史，故辨证为气滞血瘀证，治以活血行气，清热养阴，选用会厌逐瘀汤加丹皮，辨证准确，则药效佳。

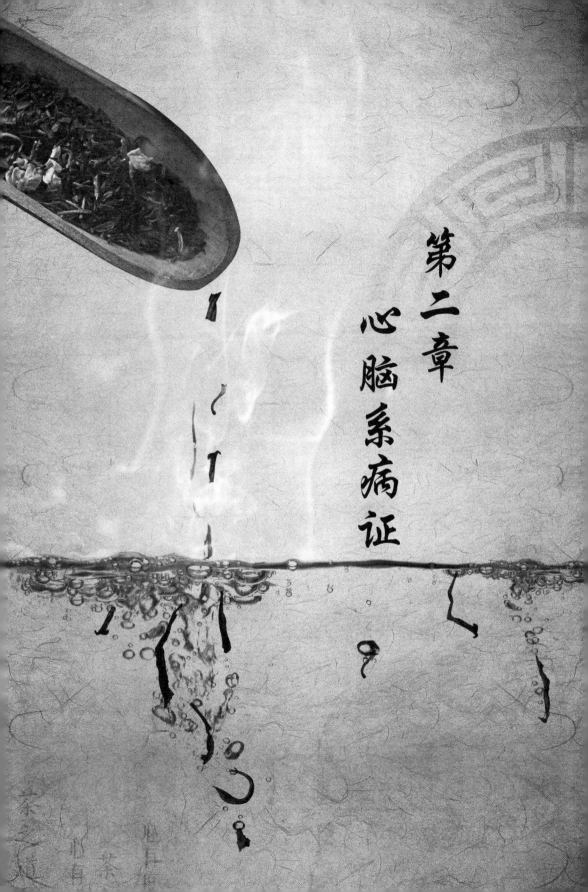

第二章

心脑系病证

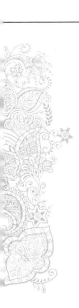

第一节　心悸

医案一

患者：相某，女，46岁，1989年12月31日初诊。

现病史：患者劳累则心慌、面色黄已20多天，查血红蛋白5.8g/L，口服"阿胶、维生素B12"未效。饮食可，眠差多梦，舌苔薄白，舌质稍淡，脉右虚弦，大便正常。

辨证：心脾虚证。

治则：健脾养心，益气养血。

处方：归脾汤加减。党参12g，白术10g，黄芪20g，当归10g，茯苓12g，远志10g，酸枣仁20g，木香5g，甘草6g，淫羊藿15g，仙茅12g，生姜3片，大枣3枚。6剂，水煎服，每日1剂。

二诊：1990年1月28日。症减，劳累则略乏力，眠差，纳尚可，脘不痞，夜口干，苔薄，舌质可，大便稍干，色未注意，今日查血红蛋白60g/L，脉可，近服人参归脾丸，

明理辨证——谷越涛医案选

白带多，行经腰酸，经血如血水。上方改黄芪为 30g，茯苓为 20g，党参为 15g。6 剂，水煎服，每日 1 剂。

按语：本案治疗以补养心脾为主。患者证属心脾两虚，脾虚则气血生化无源，心神失养则眠差多梦。脾气健则气血生化之源充足，从而心血旺盛，则失眠诸症自愈。又脾主统血，凡脾虚气弱，不能统血而见崩漏诸症，即所谓"引血归脾"。

医案二

患者：刘某某，女，63 岁，1989 年 12 月 9 日初诊。

现病史：患者半年前出现胸闷、心慌阵作，静止时明显，有心动过缓病史。近来时胸闷，胸正中下时隐痛，时心慌，有时头晕，饮食可，眠稍差，下午有神疲乏力感。心烦。舌根苔薄黄，质稍淡，脉略沉缓，一息不足四至，大便常干，小便可，饮后易排尿，月经如期，量多。

辨证：痰热内郁证。

治则：清热化痰，宽胸散结。

处方：小陷胸汤加减。瓜蒌 20g，清半夏 10g，黄芩 10g，丹参 15g，栀子 10g，茯苓 20g，陈皮 10g，枳实 10g，竹茹 10g，甘草 6g。4 剂，水煎服，每日 1 剂。

二诊：1989 年 12 月 13 日。胸闷稍减，时心烦，眠多，饮食可，苔薄黄，质可，脉略沉缓弦，大便略干。上方加石菖蒲 12g。4 剂，水煎服，每日 1 剂。

按语：《伤寒论》云："小结胸病，正在心下，按之则痛，脉浮滑者，小陷胸汤主之。"痰热互结于心下，气郁不通，升降失司，故胸脘痞闷，时有隐痛。以半夏之辛散之，黄连之苦泻之，瓜蒌之苦润涤之，所以除热散结于胸中也。

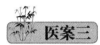 **医案三**

患者：潘某，女，42 岁，1991 年 4 月 6 日初诊。

现病史：患者阵发心慌 1 年，劳累易作，平时亦出现，无汗，纳可，心律可，无杂音，有肺结核病史，无盗汗，眠时差。舌正常，脉虚。

辨证：心神不宁证。

治则：补益心阳，潜镇安神。

处方：桂枝甘草龙骨牡蛎汤加减。桂枝 10g，炙甘草 10g，龙骨 20g，牡蛎 20g，麦冬 12g，党参 10g，五味子 6g。3 剂，水煎服，每日 1 剂。

按语：《伤寒论》第 118 条："火逆下之，因烧针烦躁者，桂枝甘草龙骨牡蛎汤主之。"成无己《注解伤寒论》："辛甘发散，桂枝、甘草之辛甘，以发散经中之火邪；涩可去脱，龙骨、牡蛎之涩，以收敛浮越之正气。"临床上本方可用于治疗心阳受伤，心阴不足，心神被扰所致之心悸。此外，若因误用辛燥刚烈的药品，致火热亢盛，而又苦寒泻下，使阴气受伤于下，造成阴阳离决的烦躁之象，亦可用本方治疗。

医案四

患者：刘某，女，59岁，1991年4月6日初诊。

现病史：患者阵发性心跳年余，持续时间不等，胸闷气短，无汗，口干苦，心烦，纳差，时烧心，脘时痛，大便干，背痛。苔白厚，脉沉弦。

辨证：痰热阻胸证。

治则：清热化痰，宽胸散结。

处方：小陷胸汤加减。瓜蒌20g，清半夏10g，黄连6g，栀子10g，苍术10g，川朴10g，陈皮10g，茯苓20g，枳实10g。3剂，水煎服，每日1剂。

按语：小陷胸汤是治疗痰热互结的基本方，有辛开苦降的特点。

医案五

患者：刘某，男，21岁，1995年4月28日初诊。

现病史：患者6~7天前出现心悸，活动多易加重。

前曾吐痰，服中药逍遥丸后不吐痰，唇稍干，纳好转，眠多梦。苔薄白，质可，脉弦，大便干。

辨证：心阳虚损，神志不安证。

治则：潜镇安神，温通心阳。

处方：桂枝甘草龙骨牡蛎汤合生脉散加减。桂枝10g，生龙骨20g，生牡蛎20g，炙甘草10g，党参10g，麦冬12g，五味子6g。3剂，水煎服，每日1剂。

二诊：1995年5月2日。心慌减，舌涩，脉缓弱。上方改生龙骨、生牡蛎各25g，桂枝12g，党参12g。3剂，水煎服，每日1剂。

按语：患者心阳虚损，温运无力，心动失常，故心悸，活动多加重；心神失养，则眠多梦；前吐痰耗气伤津，故唇干、大便干。辨为心阳虚损，神志不安证，方予桂枝甘草龙骨牡蛎汤合生脉散加减，以潜镇安神，温通心阳，益气生津。二诊患者心慌减，脉缓弱，故加重桂枝、龙骨、牡蛎的用量，以温复心阳。

医案六

患者：郭某某，女，63岁，1995年1月20日初诊。

现病史：患者时心慌，劳累易作，偶感心前区隐痛，胸闷不显已2～3年。时感乏力，头稍晕，眠差，入眠慢，易早醒，前几日腰痛，时心烦，苔薄白，右脉细涩，左脉弦，大便常干，小便可。心电图示供血不足。

辨证：心气虚，心神不宁证。

治则：益气生津，安神定悸。

处方：桂枝甘草龙骨牡蛎汤合生脉散加减。桂枝10g，生龙骨25g，生牡蛎25g，党参10g，麦冬10g，五味子6g，酸枣仁20g，合欢花15g，甘草10g。3剂，水煎服，每日1剂。

二诊：1995年1月24日。入眠转好，心慌有减，常口苦，纳可，脘略胀，食后明显，舌苔薄白，质可，脉略沉细，大便未干。上方改麦冬12g，加茯神20g，白术12g。3剂，水煎服，每日1剂。

按语：本案选用桂枝甘草龙骨牡蛎汤合生脉散加减，方中桂枝辛甘而温，温心通阳、温通血脉；甘草补心气，合桂枝辛甘化阳，可温补心阳；龙骨、牡蛎重镇安神定悸。四药合力，阳气得复，心神得安，血行得畅，则诸症悉除。党参益气养血，麦冬养阴生津，五味子益气生津、补肾宁心，枣仁养心益肝、宁心安神，合欢花理气安神。诸药合用，心气得复，心神得安，则诸症除。

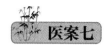

医案七

患者：杨某某，女，66岁，1995年1月25日初诊。

现病史：患者阵发性心慌年余，加重20天。1年多来阵发性心慌，发作数次，作无诱因，与动静无关，持续时间不等。本次发作亦无诱因，来诊前在某医院住院20天，每日输液，症状无明显好转，胸闷不显，有时太息、左胁时痛，脘不满，食欲可，口不干苦，无咳痰，有时心略烦，有时头晕疼，眠可。舌苔厚腻微黄，质稍暗红，舌下有小紫络，脉缓略弦沉（一息三至）。住院20天大便2次，不干。

辨证：痰热阻胸，心血不畅，心神不宁，肝络有瘀。

治则：清热化痰，宽胸散结。

处方：小陷胸汤合温胆汤加减。瓜蒌15g，清半夏10g，黄连4g，栀子10g，陈皮10g，茯苓20g，枳实10g，竹茹10g，苍术10g，川朴10g，青皮10g，赤芍12g。4剂，水煎服，每日1剂。

二诊：1995年2月6日。上方服10剂后心慌减轻。纳可，口不干，不欲饮，舌苔略厚腻黄褐，质稍暗红，脉缓，偶结代，略弦，大便近3天略稀，每日1～2次，易出微汗，小便可。处方：瓜蒌薤白半夏汤合平胃散加减。瓜蒌皮15g，薤白10g，清半夏10g，茯苓25g，苍术12g，川朴

10g，陈皮 12g，桂枝 10g，黄芩 10g，甘草 6g。4 剂，水煎服，每日 1 剂。

三诊：1995 年 2 月 11 日。来人诉上方服 5 剂后，昨晨心率 39 次 / 分，昨日中午好转，苔稍黄，纳可如前，大便已不频。上方改桂枝 12g，加生龙骨 20g，生牡蛎 20g。5 剂，水煎服，每日 1 剂。

按语：本案患者，阵发性心慌，心烦为心血不畅，心神不宁；时太息，左胁时痛，舌质稍暗红，舌下有小紫络为肝郁气滞，瘀血阻络；舌苔厚腻微黄说明体内有痰热。故首诊选用小陷胸汤合温胆汤加减。二诊，患者脉缓，偶结代，大便稀，改方为瓜蒌薤白半夏汤合平胃散加减，治以通阳散结，燥湿运脾。方随证立，药随症变，方能有效。

医案八

患者：胡某某，男，55 岁，1995 年 3 月 14 日初诊。

现病史：患者心中不稳半个月，有冠心病病史，食欲可，有饥饿感，时逆气，苔薄白，质可，脉右弱，左弦，二便可。

辨证：心阳不足证。

治则：温补心阳，安神定悸。

处方：桂枝甘草龙骨牡蛎汤加减。桂枝 10g，炙甘草 10g，生龙骨 20g，生牡蛎 20g，生赭石 15g。6 剂，水煎服，每日 1 剂。

按语：《伤寒贯珠集》曰："桂枝、甘草，以复心阳之气；牡蛎、龙骨，以安烦乱之神。"患者时逆气，用桂枝甘草龙骨牡蛎汤加生赭石，平肝潜阳，重镇降逆。

第二节　胸痹

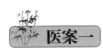 医案一

患者：杨某某，男，60 岁，1993 年 5 月 8 日初诊。

现病史：患者胸隐痛，胸闷，活动后加重。夜卧时无症状，夜间稍口干苦，胸有热感，纳尚可，早饭后脘略痞，不心烦，无乏力感，右侧有时头稍痛，血压稍高，无头晕，耳不鸣，无腰痛。舌中苔白稍厚，质稍暗，脉略沉弦数（一息五至）略有力，大便正常。

辨证：心血不畅，气滞痰阻。

治则：行气化痰活血。

处方：小陷胸汤合丹参饮加减。瓜蒌 15g，丹参 15g，檀香 6g，黄连 5g，郁金 10g，赤芍 12g，栀子 10g。3 剂，水煎服，每日 1 剂。

二诊：1993 年 5 月 13 日。胸痛稍减，头右侧时跳痛，胸中热减，中苔稍黄厚，脉弦数（一息五至），大便可，纳可。

上方改瓜蒌为 20g，加陈皮 10g，茯苓 20g，延胡索 10g。6 剂，水煎服，每日 1 剂。

三诊：1993 年 5 月 22 日。上症均减，苔薄白，质略淡暗，脉弦数（一息五至），二便可。上方 6 剂，水煎服，每日 1 剂。

四诊：1993 年 5 月 28 日。昨日下午、今晨胸痛阵作，有热感，纳可，苔薄白，质暗红，脉弦数略滑，小便可，大便稍稀日 1～2 次。二诊方改瓜蒌为 15g，黄连为 6g。6 剂，水煎服，每日 1 剂。

按语：《金匮要略·订正金匮要略注》云："胸部之病轻者即今之胸满，重者即今之胸痛也。"初诊时辨证为心血不畅，气滞痰阻，气滞则血不畅、痰亦凝，治以行气化痰活血，药后症减。

医案二

患者：袁某，女，44 岁，1992 年 10 月 19 日初诊。

现病史：患者咽喉下部隐痛有噎阻感，有火辣感，胸痛，直胸时隐痛，脘时隐痛，口稍干，右胁背部隐痛，有时阵心慌，舌苔薄白，质可，脉稍弦。

辨证：气郁。

治则：祛痰下气，疏肝解郁。

处方：枳实薤白桂枝汤加减。瓜蒌 15g，薤白 10g，桂枝 6g，枳壳 10g，柴胡 12g，香附 10g，郁金 10g，桔梗 10g，甘草 6g。3 剂，水煎服，每日 1 剂。

二诊：1992 年 10 日 21 日。药后症减，今日又感咽发闷，苔薄白，脉略弦。上方加射干 10g。3 剂，水煎服，每日 1 剂。

按语：本方为枳实薤白桂枝汤加减，在开胸散结、祛痰下气的基础上加用疏肝解郁之品，二诊时患者诸症均减，虽药量少，但效果佳。

医案三

患者：白某某，女，51 岁，1992 年 2 月 10 日初诊。

现病史：患者昨晚 8 点出现胸闷、心慌、烦乱，膝、腿烦乱，口干苦，咽中有痰阻感，声音嘶哑，舌苔稍黄厚，脉稍弦（一息 4 至）。

辨证：痰热阻胸。

治则：清热化痰，宽胸散结。

处方：小陷胸汤加减。瓜蒌 20g，清半夏 10g，黄芩 10g，桔梗 10g，栀子 10g，射干 10g，前胡 10g，陈皮 10g，茯苓 20g，厚朴 10g，佛手 10g。3 剂，水煎服，每日 1 剂。

二诊：1992 年 2 月 13 日。症减。苔较黄厚，脉弦，左胸不适，药后矢气多，大便素频，腿烦乱除。上方去前胡、厚朴，加枳实 10g、青皮 10g。5 剂，水煎服，每日 1 剂。

按语：本病案为小陷胸汤证。《伤寒论·辨太阳病脉证并治》云："小结胸病，正在心下，按之则痛，脉浮滑者，小陷胸汤主之"。小结胸病为热实结胸之轻证，属痰热互结，治宜清热涤痰开结。

医案四

患者：刘某，女，35 岁，1989 年 2 月 11 日初诊。

现病史：患者阵发性左胸胁疼痛 1 年余，加重 10 天。现症见：痰中带血球如豆大，口干甚，平素胸闷，上楼则胸闷显，胸中部作痛，饮食尚可，常感胸闷喜太息。心烦，大便质干，色正常，小便正常。月经提前 2 天，色正常，无血块，常感腰痛，睡起时易头晕。现左侧乳房触摸有肿块。舌苔薄白，舌质正常，脉略沉弦涩。

既往史：右侧乳房肿瘤术后 5 年。

辨证：气滞血瘀。

治则：理气活血化瘀。

处方：血府逐瘀汤加减。当归 10g，生地黄 12g，桃仁 10g，枳壳 10g，赤芍 10g，柴胡 10g，川芎 10g，桔梗 6g，怀牛膝 12g，山楂 20g，甘草 10g，香附 10g，党参 10g。5 剂，水煎服，每日 1 剂。

二诊：1989 年 2 月 15 日。胸闷减轻，脉同上，苔薄白，原方改牛膝为 15g。继服 3 剂，水煎服，每日 1 剂。

三诊：1989 年 2 月 18 日。痰中带血减少，色暗，胸闷痛减，左胁下时隐痛，眠多梦，乏力显，头晕减，大便不干，苔薄白，脉涩弱。初诊方改桃仁为 12g，党参为 12g，牛膝为 15g，加黄芪 20g。5 剂，水煎服，每日 1 剂。

四诊：1989 年 2 月 23 日。诸症均减，大便可，苔薄白，质可，脉弦涩。上方继服 5 剂，水煎服，每日 1 剂。

按语：本案患者证属气滞血瘀证，部位属于胸中。《医林改错》云："立血府逐瘀汤，治胸中血府血瘀之证。"方选血府逐瘀汤气血双调，解气分郁结，行血分瘀滞，活血而不伤阴，祛瘀生新。

医案五

患者：谷某，女，58 岁，1988 年 8 月 31 日初诊。

现病史：患者胸闷、心烦，口干苦，不欲饮，食欲不振，脘略痛，头发懵，乏力，两胁下隐痛，下肢时肿，时吐痰，大便不干，小便频。舌苔厚腻黄，质可，脉弦略细数。以往住院诊断为冠心病，曾给予输液治疗。

辨证：痰浊闭阻。

治则：通阳泄浊。

处方：小陷胸汤加减。瓜蒌 15g，清半夏 10g，黄连 5g，苍术 10g，川朴 10g，陈皮 10g，茯苓 20g，党参 10g，栀子 10g，甘草 6g，青皮 10g。3 剂，水煎服，每日 1 剂。

二诊：1988 年 9 月 8 日。诸症减，脘略胀，仍有口干苦，心烦，苔较黄，质稍红，脉弦略沉。辨证治则处方同上。6 剂，水煎服，每日 1 剂。

三诊：1988 年 9 月 16 日。诸症缓解，予以疏肝和胃丸善后，病愈。

按语：《肘后备急方》云："胸部之病，令人心中坚痞忽痛，肌中苦痹，绞急如刺，不得俯仰，其胸前皮皆痛，不得手犯，胸满短气，咳嗽引痛，烦闷自汗出，或彻引背膂。"《症因脉治》云："胸痹之症，即胃痹也。胸前满闷，凝结不行，食入即痛，不得下咽，或时作呕。"从舌脉知该患为痰热内阻之证，治以清热化痰，开胸散结，方选小陷胸汤加减，方中瓜蒌清热化痰，通胸膈之痹，为君药，黄连清热降火，除心下之痞，为臣药，半夏降逆化痰，除心下之结，与黄连合用，辛开苦降，与瓜蒌共伍润燥相得、清热涤痰，其散结消痞之功益著，为佐药；又加苍术、川朴健脾燥湿，陈皮、茯苓、党参健脾和胃，栀子、青皮清热除烦，甘草调和诸药。

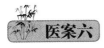

医案六

患者：耿某，女，48岁，1992年1月8日初诊。

现病史：患者两日前上午9时许突感心慌，手足冷，服西药后渐缓解，脘痞，咽稍痛，每日不定时左咽不适伴心稍烦，左胸背痛，大便正常，舌苔稍黄厚，脉弦涩略弱。

辨证：痰热闭阻。

治则：清热化痰，开胸散结。

处方：小陷胸汤加减。瓜蒌15g，清半夏10g，黄芩10g，枳壳10g，苍术10g，川朴10g，陈皮10g，茯苓20g，栀子10g，丹参12g，甘草6g。3剂，水煎服，每日1剂。

二诊：1992年1月11日。胸背痛显减，纳可，咽痛已不明显，舌中苔稍厚，白苔不匀，脉弦细涩。辨证治则同上，上方改丹参15g。3剂，水煎服，每日1剂。

三诊：1992年1月14日。胸背未痛，自觉体力、精神良好，食欲可，左胁偶隐隐发胀，自觉出气则轻，苔渐退，转薄不匀，脉细弱涩，小便黄。辨证治则处方同上，3剂，水煎服，每日1剂。

四诊：1992年1月17日。感觉较好，左腹略胀，时逆气，苔不匀，脉较前有力。辨证治则处方同上，4剂，水煎服，每日1剂。

五诊：1992年1月21日。轻度外感，时出汗，纳差，口干，脘内有热感，背略痛，眠差。苔略厚微黄，脉弦。方药：苍术10g，川朴10g，陈皮10g，清半夏10g，茯苓20g，枳实10g，黄芩10g，栀子10g，紫苏10g，远志10g，甘草6g。3剂，水煎服，每日1剂。

六诊：1992年1月24日。症减，外感症除，舌中苔黄略厚，脉弦。辨证治则方药同上，4剂，水煎服，每日1剂。

药后诸症消失，病愈。

按语：涩脉指脉行往来涩滞而无滑润感，脉搏起伏较徐缓，指下如轻刀刮竹状艰涩不畅的脉象。涩脉主气滞、血瘀、津亏、血少。脉涩必有血瘀，该患处方在清热化痰、开胸散结的基础之上加用活血化瘀之丹参，丹参既能活血化瘀，又能除烦安神。五诊时涩脉已除，胸结得散，痰热仍在，故治重在清热化痰。

医案七

患者：耿某，女，48岁。1991年12月23日初诊。

现病史：患者时感胸闷，心前区不适，有时背亦隐痛，时感心中不稳，脘略痞，烧心，吐酸，口略干，饮不多，无咳痰，头稍晕，活动易出汗，有乏力感，左上肢有时疲惫乏力，左小腿有时烦乱，有时失眠，大便偏干，小便可。

舌根苔略白厚，质可，脉略沉弱稍缓。

辨证：痰浊阻胸，心气不足，中焦湿久化热。

治则：化痰开胸，清热利湿。

处方：小陷胸汤加减。瓜蒌 15g，清半夏 10g，黄芩 10g，苍术 10g，川朴 10g，陈皮 10g，茯苓 20g，党参 10g，甘草 6g。7 剂，水煎服，每日 1 剂。

二诊：1991 年 12 月 30 日。舌中苔略厚微黄，舌根部偏前有小块似剥脱，质可。左脉弦，右脉弦细涩，大便稍干，小便黄。胸有压迫闷感，时心烦，脘略痞，略烧心，反酸，食欲差，咽略痛，乏力。辨证、治则同上，上方加枳壳 10g，桔梗 10g，射干 10g，丹参 12g，去党参，3 剂，水煎服，每日 1 剂。

三诊：1992 年 1 月 2 日。脘痞除，未烧心，纳增，心烦减，咽痛减，胸仍有压迫感，乏力，大便已不干，小便黄减。舌苔稍黄厚，脉同前。左下肢烦痛。辨证、治则同上，上方加栀子 10g，3 剂，水煎服，每日 1 剂。

四诊：1992 年 1 月 4 日。上方服 2 剂后症渐减，左胸背部有时隐痛，苔中略黄厚，边缘不致密，脉弦涩，大便不干，腿烦乱减，乏力减。辨证、治则同上，上方改苍术 12g，丹参 15g，3 剂，水煎服，每日 1 剂。

药后诸症缓解，效佳。

按语：患者初诊时活动易出汗、乏力，有气虚表现，处方时加用党参健脾益气、补中益肺；二诊时脉细涩，为有瘀象，去党参以防壅滞，加用丹参以活血化瘀，清热除烦；三诊时仍心烦，苔黄厚，加用栀子泻火除烦、清热凉血；四诊症减，加大苍术、丹参用量，除湿化瘀防反复。

 医案八

患者：吕某某，男，39岁，1991年12月3日初诊。

现病史：患者胸闷，时感喉痒则咳，无痰，食欲可，舌左侧苔略厚，微黄，质稍红，脉略弦。大便正常，声嘶。

辨证：痰浊阻肺证。

治则：清热化痰宣肺。

处方：小陷胸汤加减。瓜蒌20g，清半夏10g，黄芩10g，苏子10g，前胡10g，川朴10g，白芥子10g，桔梗10g，射干10g，甘草6g。5剂，水煎服，每日1剂。

二诊：1991年12月13日。药后症除。

按语：该患辨证痰浊壅肺，肺失宣肃，则胸闷显。治以祛痰宣肺为主，因痰浊郁而化热，故兼以清热。

医案九

患者：闫某，女，56岁，1990年8月1日初诊。

现病史：患者胸闷，阵作，不定时心慌，根苔白滑厚，脉可，大便不干，不吐痰，心不烦，乏力，纳时差，口不干，晨起有时恶心。

辨证：胸阳不振，痰结气逆之胸痹证。

治则：通阳散结，祛痰下气。

处方：枳实薤白桂枝汤合温胆汤加减。瓜蒌 15g，薤白 10g，桂枝 10g，清半夏 10g，茯苓 20g，陈皮 10g，枳实 10g，竹茹 12g，甘草 6g。5 剂，水煎服，每日 1 剂。

二诊：1990 年 8 月 28 日。来人代述，服上方后，胸前后闷痛减轻，现背部阵痛，咽嘶哑。继用上方，改桂枝为 8g，加桔梗 10g，山楂 15g。5 剂，水煎服，每日 1 剂。

按语：患者胸阳不振，阳不化阴，津液不得输布，凝聚为痰，痰阻气机，故胸闷；气结在胸甚或从胁下上逆抢心，故时有心慌；苔白滑厚为痰浊结聚之象。正如《金匮要略》所述"胸痹心中痞，留气结在胸，胸满，胁下逆抢心，枳实薤白桂枝汤主之"。胆热犯胃，胃失和降，浊阴上逆，故时纳差、恶心。辨为胸阳不振、痰结气逆之胸痹证，方予枳实薤白桂枝汤合温胆汤加减，以通阳散结，祛痰下气。二诊患者胸闷减轻，减桂枝用量，背部阵痛，加桔梗、山楂，增强行气祛痰之力。

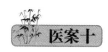

医案十

患者：姚某，女，67 岁，1990 年 11 月 26 日初诊。

现病史：患者胸闷痛，活动后加重，近几个月加重，前几天因外感而口干，鼻干，咯咳，吐白痰，苔薄微黄，脉略缓，大便常干，下午面赤热，心血管正常。心电图示心肌劳累，X 线示肺纹理增强。

辨证：痰热证。

治则：清热化痰，宽胸散结。

处方：小陷胸汤加减。瓜蒌 15g，清半夏 10g，黄芩 10g，丹参 15g，延胡索 10g，枳实 10g，麦冬 12g，桔梗 10g，紫菀 12g。3 剂，水煎服，每日 1 剂。

二诊：1990 年 12 月 2 日。服上方后，胸闷，咳嗽减轻，仍吐白痰。上方加白术 10g。

按语：患者痰热互结于心下，气郁不通，升降失司，故胸闷痛，活动后加重；痰热互结，上炎清窍，故口干，鼻干，咳痰；舌苔微黄，大便干亦为痰热之象。辨为痰热证，方予小陷胸汤加减，以清热化痰，宽胸散结。二诊患者胸闷、咳嗽减轻，仍吐白痰，于上方基础上加白术健脾益气以助化痰。

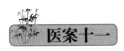 **医案十一**

患者：孟某，男，69岁，1989年3月24日初诊。

现病史：患者胸闷，胸痛如刺，咽干，饮亦干，已20多天，因生气引起，咳痰不重，食欲不振。心烦，二便可，素体健，生气引起，嗳气后症减。

辨证：痰热互结之小结胸证。

治则：清热化痰，宽胸散结。

处方：小陷胸汤加减。瓜蒌20g，清半夏10g，黄连5g，枳实10g，丹参15g，延胡索10g，郁金12g，栀子10g，莱菔子15g。3剂，水煎服，每日1剂。

二诊：1989年4月3日。药后症减，两天前又生气，症又作，胸痛如蚁咬，阵作，胸闷，心烦，咽干，撑胀，吞咽正常。无咳痰，食欲不振，二便正常。根苔较厚，微黄，质可，脉弦滑。上方加黄芩10g，改枳实为12g。5剂，水煎服，每日1剂。

三诊：1989年5月15日。仍胸闷痛，脘痞，纳呆，口干苦，心烦，食后逆气重，甚则耳聋，苔厚黄，质有瘀斑，大便不干，脉弦滑。处方：清中化湿汤加减。苍术12g，川朴12g，陈皮10g，清半夏12g，茯苓10g，枳实12g，黄芩10g，瓜蒌20g，莱菔子15g，生赭石20g，甘草6g，生麦芽 15g。5 剂，水煎服，每日 1 剂。

四诊：1989 年 5 月 19 日。上症均显减，食量增加，苔薄白腻，脉弦，大便正常。B 超示右肾盂积水，血沉 17mm/h。血常规示正常。上方 3 剂，水煎服，每日 1 剂。

五诊：1989 年 5 月 22 日。未胸痛，脘已不痞，纳好，口干苦去，食后未逆气，半晌有时偶逆气一两次，耳未聋，心烦去，胸中阵发发干感，未出现，大便正常。舌苔较黄厚，乏津，脉弦略滑。上方 5 剂，水煎服，每日 1 剂。

六诊：1989 年 5 月 31 日。症减，偶逆气，劳累后足肿，根苔厚黄，脉弦滑，二便正常。上方去瓜蒌，加木通 10g，5 剂，水煎服，每日 1 剂。

按语：患者胸闷、胸痛为痰热互结心下，气机郁滞不通所致，治宜清热涤痰，宽胸散结，方予小陷胸汤加减，加枳实增强宽胸理气、散结消痞之力，予丹参、延胡索、郁金等增强行气活血之力。二诊患者胸痛阵作，根苔黄厚，脉弦滑，为痰热之象，故加重枳实用量，加黄芩增强清热燥湿之力。三诊患者胸闷痛，脘痞，纳呆，口干苦，心烦，食后逆气重，甚则耳聋，苔厚黄，质有瘀斑，大便不干，脉弦滑，为中焦湿热所致，方予清中化湿汤加减，以燥湿化痰，清热散结，理气和中。患者之后三次复诊病机皆为中焦湿热，故守方继服。

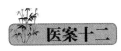

医案十二

患者：乔某，女，70岁，1989年4月14日初诊。

现病史：患者时有胸闷气短，唇部紫，易感冒，乏力，心跳快，两脉沉弦较有力，略数（一息近五至），大小便正常，苔稍厚微黄，质可，舌下脉紫，口不干苦，眠可，心烦不显，有时头晕，耳鸣，目涩，消化力差，平时痰不多，有时腿胀。素有喉炎，鼻炎。血脂9.60mmol/L。

辨证：痰、湿、食、气、火、血郁。

治则：行气解郁。

处方：越鞠丸加减。川芎10g，苍术10g，神曲12g，栀子10g，茯苓20g，泽兰12g，白术10g，青皮10g，陈皮10g，山楂20g。6剂，水煎服，每日1剂。

二诊：1989年4月20日。近几天感冒，咽干痛，现略感身酸痛，咽不利，咳嗽，咳黄痰，浊涕。苔较厚微黄，质略暗红，脉略弦。处方：清咽宁肺汤加减。桔梗10g，栀子10g，黄芩10g，桑皮12g，知母10g，川贝10g，前胡10g，射干10g，甘草6g，连翘12g，金银花20g，牛蒡子10g。4剂，水煎服，每日1剂。

三诊：1989年4月24日。症状基本消失，气短亦减，心跳快症亦复正常，喉炎、鼻炎尚有，耳鸣亦减，舌苔较厚微黄，质略暗红，脉弦细稍数，大便正常。上方5剂，水煎服，每日1剂。

四诊：1989年5月2日。血压正常，120/80mmHg（以往血压偏低、压差小）。心跳亦正常（以往快），鼻炎明显好转，鼻内已无疼痛感，偶打喷嚏。气短显减，耳鸣减轻，咳嗽基本消失。现躺下时耳鸣，腰略酸痛，稍感气短，眼略红，睡眠时差，胃纳略差，舌中苔浅薄黄，质稍暗红，脉濡弦稍数。大便日1次，质正常，小便稍多。上方加陈皮10g，5剂，水煎服，每日1剂。

五诊：1989年5月6日。近几天感冒，此前鼻症显减，现纳好，眠略差，眼红减，苔薄微黄，脉濡弦。上方改射干为12g，5剂，水煎服，每日1剂。

六诊：1989年5月15日。血压稳定在120～130/80mmHg，躺下时略有耳鸣，过敏性鼻炎偶有发作，乏力、腰痛消失，眠略差，饮食好，苔薄白，质可，脉右正常，左略弦弱，大小便正常。上方去陈皮，加石菖蒲10g，山楂20g，5剂，水煎服，每日1剂。

七诊：1989年5月19日。耳鸣减，又轻微感冒1次，舌中苔薄微黄，舌质可，舌下脉络已不紫，右脉浮弦数（一息五至），左弦，大便稀，每日1次。上方改石菖蒲为12g，5剂，水煎服，每日1剂。

八诊：1989 年 5 月 25 日。左脉弦细稍数（一息四至以上），右弦，近几天感冒，鼻流涕，耳鸣，乏力稍增，舌中苔薄微黄，大便可，血压正常，眠差。辨证为湿热血瘀渐去，脾气虚。处方：参苓白术散加减。党参 10g，云苓 20g，白术 10g，陈皮 10g，山楂 20g，炒神曲 12g，炒麦芽 15g，青皮 10g，合欢花 15g，甘草 6g。4 剂，水煎服，每日 1 剂。

九诊：1989 年 5 月 29 日。乏力减，纳好转，眠较好，近几天感冒、鼻炎症状加重，苔较厚腻微黄，脉可，流黄涕多，耳鸣。4 月 20 日方去知母，加党参 10g，4 剂，水煎服，每日 1 剂。

十诊：1989 年 6 月 5 日。近几天咽、鼻略红肿，咽干，苔薄白，质暗红，右脉虚弦涩稍数，左脉弦细涩。4 月 20 日方去川贝，加赤芍 12g，改射干为 12g，4 剂，水煎服，每日 1 剂。

十一诊：1989 年 6 月 9 日。鼻咽症减，大便稀每日 2 次，咽干减，耳鸣，苔薄黄，脉弦。上方加石菖蒲 10g，去知母，改射干 10g，5 剂，水煎服，每日 1 剂。

按语：患者气郁，肝失条达，则见胸闷；气郁又使血行不畅而成血郁，则见舌下脉紫；火郁则见耳鸣、目涩、舌苔稍厚微黄，湿郁、痰郁、食郁皆病在脾胃，故见消化力差；湿性重浊，阻滞经络则乏力。辨为痰、湿、食、气、火、血郁证，方予越鞠丸加减，以行气解郁。二诊患者感冒，咽喉不利，咳吐黄痰，为肺火上炎咽喉所致，故予清咽宁肺汤加减，以止咳化痰，清热利咽。三、四、五、六、七诊患者仍以肺有伏火为主，故仍在清咽宁肺汤基础上加减。八诊患者湿热血瘀渐去，脾气虚，故予参苓白术散加减，以益气健脾，渗湿止泻。之后三诊患者病机未变，故仍在参苓白术散基础上加减。

医案十三

患者：杜某某，男，47 岁，1994 年 12 月 30 日初诊。

现病史：心前区疼痛，口黏，心烦，苔薄白，质暗红，舌边有齿痕多瘀斑。脉弦，二便可。

辨证：心血瘀阻证。

治则：活血化瘀，通络止痛。

处方：小陷胸汤加减。瓜蒌 20g，清半夏 10g，黄连 6g，赤芍 12g，牡丹皮 12g，香附 10g，栀子 10g，丹参 15g，枳实 12g，延胡索 10g。4 剂，水煎服，每日 1 剂。

二诊：1995 年 1 月 3 日。近日心前区疼痛稍重，口黏，心烦，胸闷，苔薄白，质暗红，脉弦略沉涩，大便可。处方：瓜蒌 20g，薤白 10g，枳实 10g，丹参 15g，香附 10g，赤芍 12g，郁金 10g，延胡索 10g，桃仁 12g，红花 10g。3 剂，水煎服，每日 1 剂。

三诊：1995 年 1 月 6 日。心前区疼痛减，仍口黏口干，心烦，胸闷，苔薄白，质稍红，脉弦，大便可。上方 4 剂，水煎服，每日 1 剂。

四诊：1995 年 1 月 10 日。心前区疼痛止，胸闷减，心烦减，仍口干，有痰，纳可，苔白稍厚，脉沉弦，大便可。上方加陈皮 10g，3 剂，水煎服，每日 1 剂。

五诊：1995 年 1 月 13 日。因稍累而胸闷痛，口干减，痰减，苔白稍厚，舌质紫暗，脉弦。处方：瓜蒌 20g，清半夏 10g，黄连 6g，赤芍 12g，牡丹皮 12g，栀子 10g，香附 10g，丹参 12g，枳实 12g，延胡索 10g。4 剂，水煎服，每日 1 剂。

六诊：1995 年 1 月 17 日。胸痛止，仍胸闷，苔薄白，质暗减，脉弦略沉。上方 3 剂，水煎服，每日 1 剂。

按语：胸痹是指以胸部闷痛，甚则胸痛彻背、喘息不得卧为主症的一种疾病，轻者仅感胸闷如窒，呼吸欠畅，重者则有胸痛，严重者心痛彻背，背痛彻心。《灵枢·五邪》指出："邪在心，则病心痛。"胸痹病机有虚实两方面：实为寒凝、气滞、血瘀、痰阻，痹遏胸阳，阻滞心脉；虚为心脾肝肾亏虚，心脉失养。本案患者属实证，以血瘀为主，气郁日久，瘀血内停，络脉不通，故见心前区疼痛；瘀血阻塞，心失所养，故心烦不宁；舌质暗红，脉弦涩，均为瘀血内停之候。处方以活血化瘀药为主，加理气止痛药物，取气为血之帅，气行则血行之意。

医案十四

患者：张某某，男，37岁，1995年1月20日初诊。

现病史：患者每半夜12点后至早6点，先感剑突上方有阻塞感，逆气、吐涎沫，量多，甚则刺痛，已20天，近10年曾发作2次。食少，食多则胀满，舌中根苔略灰腻，脉弦，大便不干，小便可。近服五种西药及中药（具体不详）。

辨证：痰浊闭阻证。

治则：理气化痰，泄浊宣痹。

处方：温胆汤合三子养亲汤加减。清半夏10g，陈皮10g，茯苓20g，枳实12g，竹茹12g，苏子10g，莱菔子15g，白芥子10g，甘草6g。4剂，水煎服，每日1剂。

二诊：1995年1月24日。药后症减，有用偏方1次，近日上症又有加重，中苔稍白厚，脉弦，大便正常。上方改清半夏为12g、陈皮为12g。3剂，水煎服，每日1剂。

按语：胸痹属本虚标实之证，辨证首先分清标本虚实，标实应区别阴寒、痰浊、血瘀的不同，本虚应区别阴阳气血亏虚的不同。本案患者平素饮食不节，以致脾胃损伤，运化失健，聚湿成痰，痰阻脉络，而成胸痹，属标实痰浊闭阻证。故选用温胆汤合三子养亲汤加减，以理气化痰、泄浊宣痹。

医案十五

患者：吴某某，男，18 岁，1995 年 2 月 3 日初诊。

现病史：患者胸痛，左侧为主，连及左肩臂已月余，左胁亦时痛，无发热，去年 6 月份曾有发作伴低热，略胸闷，口不干苦，心烦，纳略减，脘略满，烧心吐酸，头稍晕，身无冷热，无咳痰，体温 37.5℃，舌苔白厚，质暗红，脉弦数（一息五至），大便曾干近日不干，小便可。

辅助检查：心电图示不完全右束支传导阻滞，电轴右偏。胸透（－）；血常规：白细胞 11.45×109/L、中性粒细胞 0.905×109/L。

辨证：痰热郁阻胸中证。

治则：清热化痰，宽胸散结。

处方：小陷胸汤加减。瓜蒌 15g，清半夏 10g，黄连 5g，栀子 10g，苍术 10g，川朴 10g，陈皮 10g，茯苓 20g，青蒿 15g，柴胡 12g，黄芩 12g，枳实 10g，青黛 2g，滑石 20g。5 剂，水煎服，每日 1 剂。

按语：《黄帝内经素问·藏气法时论篇》曰："心病者，胸中痛，胁支满，胁下痛，膺背肩胛间痛，两臂内痛。"胸痹的病机有虚实之分，实为寒凝、气滞、血瘀、痰阻痹遏胸阳阻滞心脉，虚为心脾肝肾亏虚，心脉失养。本案患者痰热内结，气郁不通，属痰热郁阻胸中证，选用小陷胸汤加清热化痰药物治疗。

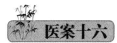

医案十六

患者：吴某某，女，57岁，1995年2月17日初诊。

现病史：患者胸骨柄上部疼痛、压痛，不任重物，有高起感已近3个月，连及胸上部两侧至两腋，无胸闷心慌，近几天咽中有痰滞感，口不干，纳可，手心略热烦乱，两胫踝烦乱，晨起腰紧痛，活动减，头晕，心易烦，身有跳动感，面赤，舌苔薄白，质可，舌下络紫，右脉弦涩，左略弦，大小便可，未服药。

辨证：血府血瘀证。

治则：活血化瘀，通络止痛。

处方：血府逐瘀汤加减。当归10g，生地黄12g，桃仁10g，红花10g，枳壳12g，赤芍12g，柴胡12g，川芎10g，桔梗10g，川牛膝15g，甘草6g。5剂，水煎服，每日1剂。

按语：本案患者胸骨柄上部痛、压痛，辨病为胸痹；舌下络紫，右脉弦涩，左略弦，应辨证为血府血瘀证，选用血府逐瘀汤加减治疗。方中桃仁、红花、赤芍、川芎活血祛瘀、行滞止痛；生地、当归养血益阴，清热活血；桔梗、枳壳一升一降，宽胸行气，且桔梗能载药上行至胸中；柴胡疏肝理气；川牛膝通利血脉，引血下行；甘草调和诸药。诸药合用，互相配合，使血活气行，诸症自愈。

医案十七

患者：申某某，男，32岁，1995年1月17日初诊。

现病史：患者胸闷半个月，咳嗽无痰，静止时闷重，咳甚胸痛，口不干，纳有所减，无乏力头晕心慌感，舌苔薄白，质稍红，脉略沉弦，大小便可。

辨证：心血瘀阻证。

治则：活血化瘀，通络止痛。

处方：血府逐瘀汤加减。当归10g，生地黄12g，桃仁10g，红花10g，枳壳10g，赤芍10g，柴胡12g，川芎10g，桔梗10g，川牛膝15g，五味子6g，麦冬10g，甘草6g。3剂，水煎服，每日1剂。

二诊：1995年1月20日。服药后咽部闷减仍胸闷，时长叹息，胸闷重时咳嗽、无痰，舌尖边红，咽红，苔薄黄，脉沉弦，右脉细弦。躺卧后胸闷不显，坐立时胸闷明显，仍稍心不稳，活动后胸闷减，头不晕，腰不痛，无乏力感，纳有好转，苔薄少微黄，质暗红，右脉略沉细弦弱，左脉略沉弦细，大小便可。患者自述幼时曾患支气管哮喘。改用补中益气汤加减治疗。处方：生黄芪20g，白术10g，陈皮10g，升麻6g，柴胡6g，党参10g，当归10g，麦冬12g，五味子6g，桂枝10g，紫菀12g，杏仁12g，甘草6g。4剂，水煎服，每日1剂。

三诊：1995年1月25日。胸闷显减，稍呛咳，唇略干，苔薄白，质稍红，脉较前略有力，二便正常，晨起时咽略干、咽痛。上方改麦冬15g，去桂枝，加桔梗10g。3剂，水煎服，每日1剂。

按语：本案患者初始无明显标本虚实证候，运用活血化瘀、通络止痛疗法，药后仍有胸闷症状，胸闷重时咳嗽，幼时曾患支气管哮喘，说明有肺气虚的表现，改用补中益气汤加减，运用补肺益气养阴之法，采培土生金之意，疗效佳。

医案十八

患者：相某某，男，56岁，1991年11月1日初诊。

现病史：患者时感胸闷，活动减，口干苦，心烦，心慌不稳，纳差，脘痞，头时痛。舌根苔略厚微黄，脉弦细略滑。大便干。心电图示慢性冠心病。已服丹参片。

辨证：痰热阻胸证。

治则：清热化痰。

处方：小陷胸汤加减。瓜蒌 20g，清半夏 10g，黄芩 10g，陈皮 10g，茯苓 20g，栀子 10g，枳实 10g，苍术 10g，川朴 10g，甘草 6g。4 剂，水煎服，每日 1 剂。

二诊：1991 年 11 月 15 日。药后症减，现烧心，时恶心重，舌苔中略黄厚，脉弦细滑。大便已不干。上方改苍术为 12g，陈皮为 12g。4 剂，水煎服，每日 1 剂。

三诊：1991 年 11 月 19 日。舌苔转薄黄，脉弦细滑，上症均显减。大便已正常。上方 3 剂，水煎服，每日 1 剂。

四诊：1991 年 11 月 22 日。舌根苔稍白厚，脉略弦。上方 4 剂，水煎服，每日 1 剂。

按语：胸痹非仅瘀血一端，亦有属痰热者。《伤寒论》第 138 条记载："小结胸病，正在心下，按之则痛，脉浮滑者，小陷胸汤主之。"此处虽言结胸病，然与此案病机相通。方选小陷胸汤加减，以半夏、陈皮、茯苓、枳实、苍术、厚朴理气化痰，以黄芩、栀子清热，以瓜蒌祛痰热，甘草调和诸药，方机相应，故取佳效。

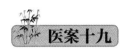
医案十九

患者：白某，男，70 岁，1989 年 9 月 16 日初诊。

现病史：患者阵发胸闷心慌，夜间常心慌胸闷，易醒，口干目涩，时有耳鸣，饮多，声略嘶，咽干，时胸痛，心烦，纳时好时差，大便可，舌苔稍黄厚，脉沉弦。

辨证：痰热结胸兼血瘀。

治则：清热涤痰，宽胸散结，活血化瘀。

处方：小陷胸汤加减。瓜蒌 20g，清半夏 10g，黄连 6g，栀子 10g，郁金 12g，延胡索 10g，赤芍 12g，茯苓 20g，桔梗 10g，射干 10g。3 剂，水煎服，每日 1 剂。

二诊：1989 年 9 月 20 日。胸闷稍减，咽干减，耳鸣无改善，口干唇干，大便稀，日 3 次，苔转薄，脉沉弦。上方改瓜蒌为 15g、黄连为 5g，加莱菔子 15g，青皮 10g。4 剂，水煎服，每日 1 剂。

三诊：1989 年 9 月 25 日。胸闷减，咽、口、唇干减，耳鸣显减，大便已正常，苔薄白，脉弦涩。上方 4 剂，水煎服，每日 1 剂。

四诊：1989 年 10 月 10 日。服上方 2 剂后耳鸣消失，患者时感胸闷满不适，胸口发紧，夜时心慌，多噩梦，乏力，不头晕，无自汗，口干口苦，活动易心慌。纳可，心烦。二便正常。舌苔薄白，舌质可，脉沉左弦，右略弦。辨证为胸阳不振，痰气互结。治宜通阳散结，下痰行气。处方：瓜蒌薤白桂枝汤加味。瓜蒌15g，薤白10g，桂枝6g，生甘草6g，生龙骨20g，生牡蛎20g，合欢花15g，酸枣仁15g，茯苓20g，佛手12g。4剂，水煎服，每日1剂。

按语：该患者病机变化快速而微妙，初诊为痰热结胸兼血瘀，经小陷胸汤加味治疗后，逐渐转为胸阳不振、痰气互结。痰邪在治疗过程中持续存在，而热证逐渐转为寒证，故在化痰的基础上不断调整用药，兼顾活血、行气、安神，从而步步为营，紧跟病机变化。

医案二十

患者：李某，女，62岁，1989年3月23日初诊。

现病史：患者胸中部痛加重3年，时冷时热，发作后持续时间较长，痛剧。心烦，口略黏。食欲、食量可，大便正常，饭后、生气后易痛，不咳痰，脘不痞，舌苔稍黄厚，舌质可，脉弦滑，血压正常。

辨证：痰热内阻证。

治则：开胸散结，清热涤痰。

处方：小陷胸汤加味。瓜蒌15g，清半夏10g，黄连

5g，栀子 10g，丹参 15g，枳壳 10g，延胡索 10g，赤芍 10g，茯苓 20g。3 剂，水煎服，每日 1 剂。

二诊：1989 年 3 月 26 日。处上方 3 剂，水煎服，每日 1 剂。

三诊：1989 年 3 月 30 日。胸痛减，口略黏，饮食一般。心烦，乏力，二便正常。苔黄厚，脉弦结代。上方改瓜蒌为 20g，加党参 10g，3 剂，水煎服，每日 1 剂。

四诊：1989 年 4 月 3 日。胸仍痛，心烦，可能与环境乱有关，口干黏，眠差，苔较黄厚，脉弦，时结代，大便正常。处方：瓜蒌 20g，清半夏 12g，黄连 6g，栀子 10g，丹参 15g，枳壳 12g，延胡索 12g，赤芍 12g，茯苓 20g。5 剂，水煎服，每日 1 剂。

五诊：1989 年 4 月 11 日。胸痛显减，口仍干，略心烦，眠尚可，略乏力，苔稍黄厚，舌质稍白，脉弦，结代消失，大便正常。上方 5 剂，水煎服，每日 1 剂。

按语：《伤寒论》曰："小结胸病，正在心下，按之则痛，脉浮滑者，小陷胸汤主之。"患者胸痛剧烈、心烦，结合舌脉分析，一为痰热内阻，二为气滞血瘀、心脉痹阻，故治疗应清热化痰与行气活血并行，两者相辅相成，收到了良好的疗效。

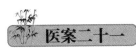

医案二十一

患者：徐某某，男，60岁，1995年3月7日初诊。

现病史：患者于2月21日晚上突感胸闷，略心慌，翌日心电图正常，静脉滴注"脉安定、胞二磷"10天。近日胸闷时作，无规律，时有心恐慌感。口不干苦，纳可，脘不满，眠可，头不晕。发作时心烦。舌苔较黄厚，脉弦。大便正常，小便可。

辨证：痰热内阻证。

治则：清热化痰，宽胸散结。

处方：小陷胸汤合平胃散加减。瓜蒌20g，清半夏10g，黄连6g，栀子10g，苍术10g，川朴10g，陈皮10g，茯苓20g，枳实12g。6剂，水煎服，每日1剂。

按语：《伤寒论·辨太阳病脉证并治》曰："小结胸病，正在心下，按之则痛，脉浮滑者，小陷胸汤主之。"患者胸闷，心慌，舌苔较黄厚，脉弦为痰热内阻证，选用小陷胸汤合平胃散加减。小陷胸汤偏重清热化痰，宽胸散结；平胃散偏重运脾祛痰湿。脾属土，主运化，痰湿滞于中焦，则脾失健运，气机受阻，故合用燥湿健脾之药，增强祛除痰湿、行气的功效。

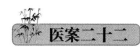

患者：孙某，女，55岁，1995年3月3日初诊。

现病史：患者胸闷两胁痛，时咳黄白痰，晨口干，纳可，舌苔稍黄厚，左脉沉弦，大便干，小便可，未盗汗。肺部呼吸音粗糙（曾患结核性胸膜炎）。

辨证：痰热互结证。

治则：清热化痰，宽胸散结。

处方：小陷胸汤合止嗽散加减。瓜蒌15g，清半夏10g，黄连5g，黄芩10g，桔梗10g，柴胡10g，紫菀12g，百部12g，陈皮12g，白芥子10g，青黛2g，蛤粉10g，甘草6g。4剂，水煎服，每日1剂。

按语：本案患者时咳黄白痰，舌苔稍黄厚，说明有痰湿；口干，大便干，为内热的表现，辨证应为痰热互结证。处方用小陷胸汤清热化痰；止嗽散止咳化痰。从脉象可辨出有肝郁之证，故加青黛、蛤粉、柴胡等清肝疏肝之品。

第三节　不寐

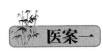 医案一

患者：秦某，女，35 岁，1992 年 1 月 21 日初诊。

现病史：患者烦躁，失眠，大便干，停经 3～4 年，耳鸣，苔略黄厚，脉弦略数，稍沉，血压 160/102mmHg。

辨证：湿热内扰，血瘀证。

治则：清热利湿，通窍安神。

处方：温胆汤加减。清半夏 10g，陈皮 10g，茯苓 20g，枳实 10g，竹茹 12g，远志 10g，石菖蒲 10g，郁金 10g，黄芩 10g，栀子 10g，牡丹皮 10g，赤芍 10g，合欢花 15g。3 剂，水煎服，每日 1 剂。

二诊：1992 年 1 月 24 日。服药 3 剂后眠好转，痰多，苔略黄厚，脉弦，辨证治则同上，上方改黄芩为 12g，4 剂，水煎服，每日 1 剂。

三诊：1992 年 1 月 28 日。药后仍心烦，失眠稍好。

右腿略肿痛，痰减，头略晕。辨证治则方药同上，3 剂，水煎服，每日 1 剂。

按语：不寐有两种：有病后体虚，年高阳衰不寐者；有痰在胆经，神不归舍，亦令不寐。惊悸、健忘、怔忡、失志不寐、心风等皆是胆涎沃心，以致心气不足。本例证属痰热内扰，兼有血瘀，治以温胆汤加减。临证用药不可凉剂太过，太过则心火愈微，痰涎愈盛，而病益深，应理痰气。

医案二

患者：胡某某，女，29 岁，1991 年 5 月 2 日初诊。

现病史：患者头两侧紧，头不晕，晨起后常恶心，视物发蒙，不吐痰，心烦，眠好转，少梦，口苦已除，大、小便正常，舌苔薄白，质可，脉略沉弦。前已服清中化湿汤 6 剂，水煎服，每日 1 剂，症较前明显好转，饮食好转。

处方：清中化湿汤加减。清半夏 10g，陈皮 10g，茯苓 20g，枳实 10g，竹茹 12g，栀子 6g，甘草 6g，远志 10g，石菖蒲 10g，黄芩 10g。5 剂，水煎服，每日 1 剂。

后在门诊就诊，症好转。

按语：湿邪上蒙清窍则导致头紧或恶心，患者前已服用清中化湿汤 6 剂，症状明显好转，现仍因湿邪未完全去除留有恶心、视物发蒙等症状，故继予清中化湿汤清热利湿畅中。

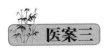

医案三

患者：刘某，男，38岁，1995年3月28日初诊。

现病史：患者失眠，目干，小腹下坠月余，食后加重，食欲正常，口略干，不欲饮，四肢乏力，每大便后小腹胀坠稍减，头不晕，无胸闷、心慌，有白痰，大便正常，小便可，舌苔较黄厚，质可，脉较缓。

辨证：脾虚湿热证。

治则：燥湿化痰，清热散结，理气和中，益气健脾。

处方：清中化湿汤合四君子汤加减。苍术10g，川朴10g，陈皮10g，清半夏10g，茯神20g，枳实10g，黄芩10g，党参10g，白术10g，乌药10g，甘草6g。3剂，水煎服，每日1剂。

二诊：1995年3月31日。失眠好转，目干减，乏力，食后腹下坠，口稍干，时吐白痰，舌中根苔较黄厚，脉稍弦，大便日1次。效不更方，处方：苍术12g，川朴10g，陈皮12g，清半夏12g，茯神20g，枳壳10g，黄芩10g，白术12g，炒谷芽15g，炒麦芽15g，青皮12g，甘草6g。3剂，水煎服，每日1剂。

按语：患者脾运不健，湿浊内生，湿性重浊趋下，缠绵难愈，故小腹下坠月余；湿热阻于清窍，故失眠、目干、口干；湿邪犯肺，蕴结成痰，故咳痰，色白；湿性重滞，故四肢乏力；舌苔黄厚亦为湿热之象。辨为脾虚湿热证，方予清中化湿汤合四君子汤加减，以燥湿化痰，清热散结，理气和中，益气健脾。

医案四

患者：雷某，男，33岁，1994年11月1日初诊。

现病史：患者失眠已近半年，略心烦，口稍干，纳可，大便溏，每日一次，小便黄，有时略涩痛，苔薄白，质稍暗红，脉略沉弦稍数。

辨证：心经热盛证。

治则：清心安神，利水通淋。

处方：导赤散加减。生地黄20g，木通10g，竹叶12g，莲子心6g，甘草6g，茯神20g，合欢花15g，牡丹皮10g。3剂，水煎服，每日1剂。

二诊：1995年1月6日。第1剂后入眠转佳，晨亦难醒，3剂后症除停药。近1个月又失眠，与工作忙有关，口干饮转多，心烦，纳可，苔薄白，质暗红，脉弦，大便正常，小便时黄。左目珠痛。上方加草决明10g。4剂，水煎服，每日1剂。

按语：《景岳全书·不寐》曰："如痰如火，如寒气水气，如饮食忿怒之不寐者，此皆内邪滞逆之扰也。"不寐，与心脾肝肾有关，总属阳盛阴衰，阴阳失交，虚证多属阴血不足；实证为邪热扰心。治疗当补虚泻实，调整阴阳。本案患者心烦为心火上炎；心于小肠相表里，心火下移小肠，泌别失职，则见小便黄，略涩痛，辨证为心经热盛证，选用导赤散加减。本方清心与养阴兼顾，利水以导热下行，使蕴热从小便而泄，则心火自除，心神得安。

第四节 痫病

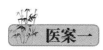

医案一

患者：刘某，男，40 岁，1988 年 11 月 24 日初诊。

现病史：患者额叶癫痫，3 年前初病，与劳累、生气有关，突感眼前物变化，直视，移时即失，每日 1 ~ 3 次，间隔日数不等，得病后月余服中药 17 剂（水煎服，每日 1 剂），停止发作，自去年种小麦时劳累用脑多癫痫又发作，服苯妥英钠已 3 个月，初服 1 个月后未发作，近 2 个月又发作，并出现较厉害的抽风 2 次。近来 3 ~ 5 天发作，直视，嘴动如食物，数秒至 1 分钟即消失，如伴抽风则持续时间长，无头晕头痛。饮食正常，眠可，无咳痰，无胸闷，无心烦。近来劳作后易出汗，记忆力减，发作后第二天筋略痛。舌苔薄白，质正常，脉略弦，二便正常。

辨证：肝郁痰扰，清窍不利。

治则：疏肝理气，化痰开窍。

处方：柴胡桂枝汤加减。柴胡 15g，清半夏 12g，党参 10g，桂枝 10g，白芍 12g，甘草 10g，黄芩 10g，生龙骨 30g，生牡蛎 20g，生姜 4 片，大枣 3 枚。6 剂，水煎服，每日 1 剂。

二诊：1988 年 12 月 1 日。药后症未发作，服药后肠鸣感舒服，苔薄白，脉右略虚弦。上方 10 剂，水煎服，每日 1 剂。

三诊：1988 年 12 月 12 日。自服药后，病未发作，无任何不适，嘴亦不动，记忆力增强，对往事回忆增强。口略干，饮食睡眠均可，苔稍黄，脉可，大便正常。上方加栀子 10g，10 剂，水煎服，每日 1 剂。

按语：中医认为，癫痫属痰证，脑为至清至纯之腑，可维系经络，以主元神，脑清则神志清明，主持有度；脑为髓海，水谷精微及肾精所藏。清灵之脏腑喜静谧而恶动扰，易虚易实，是故神伤窍闭为其病理基础。清窍被扰，元神失控，神机散乱，则昏仆抽搐；髓海不充，元神失养，脑神乏机，致恍惚不安，目光呆滞等。本方辨证为肝郁痰扰，方选柴胡桂枝汤加减，能和解少阳、调和营卫、化痰开窍，又加生龙骨、生牡蛎重镇安神，生姜、大枣调和脾胃。

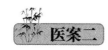

患者：田某，女，23岁，1992年1月10日初诊。

现病史：患者癫痫每月发作1次已7年，每发作前2~3天头顶部痛，癫痫夜间发作较多，持续15分钟左右，运动、咬牙、口吐少量血沫，发作后头痛持续约半天，心不烦，眠可。二便正常，月经正常，无痛经现象，舌苔薄白，质可，脉弦。已服"苯妥英钠、苯巴比妥"1年未效，多在月经前数天发作，来诊时月经已过9天，每次月经持续3~4天，色稍黑，无腰腹痛。

辨证：肝经瘀血上攻。

治则：疏肝化瘀息风。

处方：通窍活血汤加减。川芎10g，桃仁10g，红花19g，赤芍12g，川牛膝20g，益母草15g。4剂，水煎服，每日1剂。

二诊：1992年1月16日。前日晨发作1次，发作前头顶未痛，大便正常，苔薄白，质略暗，脉稍弦。上方加生龙骨20g、生牡蛎20g，5剂，水煎服，每日1剂。

按语：患者久病，起病诱因为情志不畅，肝经久郁化瘀，上攻于脑，致清窍不利，治以疏肝理气、活血化瘀为主，兼以重镇安神，方选通窍活血汤加减。明代鲁伯嗣《婴童百问·惊痫》中有相关记载，认为初发多为阳痫，治以息风涤痰泻火为主；痫证病久多属阴痫，以调补脏腑气血为主。

第五节 厥证

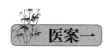
医案一

患者：王某，男，55岁，1992年1月17日初诊。

现病史：患者20多天前突感面紧痛不适，短时间出现昏厥2次，此后胸闷、胸隐痛，口略干，稍心烦，食欲略差，头痛，头稍晕，眠可，耳鸣，大、小便可，苔略白厚微黄，质略显紫，脉略沉弦。已做心电图检查正常，血压正常。

辨证：痰浊瘀阻证。

治则：化痰开窍。

处方：温胆汤加减。清半夏10g，陈皮10g，茯苓20g，枳实12g，竹茹12g，黄芩10g，栀子10g，远志10g，石菖蒲12g，郁金10g，瓜蒌20g，甘草6g。4剂，水煎服，每日1剂。

按语：厥证是由多种原因引起的，以气机逆乱、升降失调、气血阴阳不相接续为基本病机，以突然昏倒、不省不事，或伴有四肢逆冷为主要临床表现的一种急性病证。病情轻者，一般在短时内苏醒，醒后无偏瘫、失语及口眼歪斜等后遗症；但病情重者，则昏厥时间较长，甚至一蹶不复而导致死亡。厥证乃危急之候，当及时救治为要，醒神回厥是主要的治疗原则，但具体治疗时应根据其虚、实证时又有所不同。本案辨证为痰浊瘀阻，方选温胆汤加减，温胆汤为中医祛痰剂，能理气化痰、和胃利胆，又加远志、石菖蒲以安神，瓜蒌散结，郁金行气，效佳。

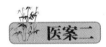 医案二

患者：张某，女，51 岁，1995 年 3 月 16 日初诊。

现病史：患者突然昏厥，近 2 个月发作 2 次。八岁时曾有发作，此后偶有发作。发作前无不适，发作时无咬牙、肢体抽动等症。发作后乏力，平时无症状。苔薄白，质可，脉略沉弦，大便经常干结，小便可，白带多已多年。发作时血压、体温低。

辨证：肠燥便秘证。

治则：润肠泄热，行气通便。

处方：麻子仁丸加减。火麻仁 12g，川朴 10g，枳实 12g，大黄 5g，杏仁 10g，白芍 12g，白术 12g，山药 15g，黄柏 10g。4 剂，水煎服，每日 1 剂。

二诊：1995 年 3 月 17 日。服药后病情平稳，未大便，苔稍黄厚，脉弦，白带稍减。处方：完带汤加减。苍术 10g，白术 10g，陈皮 10g，山药 15g，车前子 12g，柴胡 12g，芥穗 10g，白芍 12g，大黄 8g，枳实 10g。4 剂，水煎服，每日 1 剂。

三诊：1995 年 3 月 31 日。服药 4 剂后，大便泄 4 次，现白带仍多，苔薄白，左脉弦，右脉略弱，大便基本不干。效不更方，处方：苍术 15g，白术 15g，党参 10g，白芍 20g，陈皮 10g，山药 20g，车前子 15g，柴胡 12g，芥穗 10g，甘草 6g。6 剂，水煎服，每日 1 剂。

按语：患者大便经常干结，由肠胃燥热，脾津不足，肠道失于濡润所致，大便干结致气机不畅，升降乖戾，气血阴阳不相顺接，而出现昏厥，故治当以润肠泄热、行气通便为主，方予麻子仁丸加减。二诊患者未再昏厥，白带稍减，苔稍黄厚脉弦，为脾虚肝郁，带脉失约，湿浊下注所致，治当补脾疏肝，化湿止带，方予完带汤加减，另加大黄、枳实行气通便。三诊患者大便 4 次，白带仍多，故仍予完带汤加减，去大黄、枳实。

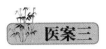 **医案三**

患者：周某某，女，47岁，1995年3月17日初诊。

现病史：头脑不清，有劳累感，有时失去知觉已1年，与情志有关，心烦，眠有时差，口干苦，苔薄白，质暗，脉沉弦，大便可。

辨证：肝郁证。

治则：疏肝解郁，调和肝脾。

处方：逍遥散合越鞠丸加减。当归10g，白芍10g，柴胡12g，茯苓15g，白术10g，薄荷6g，牡丹皮10g，栀子10g，香附10g，川芎10g，节菖蒲12g，甘草6g。4剂，水煎服，每日1剂。

按语：《类经·厥逆》曰："厥者，逆也，气逆则乱，故忽为眩仆脱绝，是名为厥。"《景岳全书》曰："厥者尽也，逆者乱也……即气血败乱之谓也。"厥证分为四类：气厥、血厥、痰厥、食厥，本案患者属气厥，辨为肝郁证，选用逍遥散合越鞠丸加减。肝属木，得水以涵之，土以培之，遂其生长之意则条达，则肝郁得解。

第六节 头痛

 医案一

患者：袁某，女，68岁，1993年2月19日初诊。

现病史：患者头晕痛10多天，鼻稍塞，略恶心，苔薄白，质可，脉弦细。

辨证：外感风邪。

治则：疏风止痛。

处方：川芎茶调散加减。川芎10g，白芷6g，薄荷10g，羌活10g，白僵蚕10g，菊花10g，甘草10g，陈皮10g，竹茹12g。2剂，水煎服，每日1剂。

二诊：1993年2月22日。头痛减，稍晕，扭头易晕，晕则稍恶心，口略干，目干、涩，阴天症状加重，纳尚可，苔薄白，质可，脉弦略细。给予温胆汤加减。处方：半夏10g，白术10g，茯苓15g，陈皮10g，枳实10g，竹茹12g，远志10g，石菖蒲10g，黄芩10g，甘草6g，草决明

10g。2 剂，水煎服，每日 1 剂。

三诊：1993 年 2 月 27 日。头晕、恶心已不显。两侧头面痛热胀，右侧重，目干涩痛，右眼皮跳痛，口不干，咽有时干痛，苔薄白，脉弦细数，大便稍干，易畏寒。处方：生地黄 15g，牡丹皮 10g，五味子 6g，菊花 10g，枸杞 12g，夏枯草 12g，草决明 10g，密蒙花 10g，知母 10g，黄柏 6g。2 剂，水煎服，每日 1 剂。

四诊：1993 年 3 月 1 日。上症均减，鼻内干痒痛，余正常。脉略弦，大便可。上方去知母、黄柏，加黄芩 10g，地骨皮 12g。3 剂，水煎服，每日 1 剂。

五诊：1993 年 5 月 24 日。咽干苦，饮不多，纳尚可，右胁隐痛，连及右肩，略胸痛，根苔稍白厚，质可，脉弦略细涩，大便稍干。辨证为胆火旺，少阳经郁滞。处方：柴胡 12g，花粉 10g，当归 10g，桃仁 10g，红花 6g，郁金 10g，桔梗 10g，射干 10g，甘草 6g，黄芩 10g。3 剂，水煎服，每日 1 剂。

按语：临证有表证先治表，表解再治里，随证选方。患者初诊时仍有表证，予川芎茶调散加减以疏风止痛，二诊时表证已解，再予温胆汤加减以理气化痰。

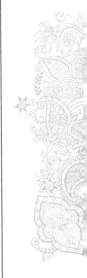

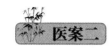 **医案二**

患者：高某某，男，23 岁，1992 年 7 月 13 日初诊。

现病史：患者头额发木，头痛，目视易昏花，鼻腔内发塞，听力明显下降，口唇干，不欲饮，不欲食，食量较少，有时恶心，脘腹满，近日来感腰痛，身体极度疲乏，身痛，眠差，近日呕黏痰，自觉喉中有痰，大便干结难下，灌肠后排出干结粪块，小便量极少，舌苔薄黄，质淡嫩红，脉虚浮数（一息近五至）。

辨证：脾肾阳气虚，蒸化无力，阳不升，浊不降。

治则：健脾益肾，回阳救逆。

处方：干姜附子汤加减。党参 10g，熟附子 10g，干姜 5g，大黄 8g，甘草 6g，车前子 12g，泽泻 10g。1 剂，水煎服，每日 1 剂。

二诊：1992 年 7 月 15 日。舌脉同前，尿量增加。上方加陈皮 10g，竹茹 12g，白芍 12g。2 剂，水煎服，每日 1 剂。

三诊：1992 年 7 月 22 日。尿量增加，呕，上方加代赭石 15g。3 剂，水煎服，每日 1 剂。

四诊：1992 年 7 月 25 日。昨日尿量 800ml，前几日小便量达 1200ml 以上，食量亦有减，自觉脘满，进食时有时呕，有黏痰，口干，饮少，耳听力弱，根苔薄少微黄似无根，舌中前无苔，质淡嫩红，脉数（一息五至）略大，大便量少，体温正常。辨证为肾胃、脘腹阴津不足。

处方：党参 10g，熟附子 10g，干姜 5g，大黄 10g，车前子 12g，泽泻 10g，麦冬 12g，竹茹 12g，甘草 6g，陈皮 10g。2 剂，水煎服，每日 1 剂。

按语：此病案选用干姜附子汤加减，干姜温中阳，其性守而不走；附子温肾阳，其性走而不守，二药相伍，各取所长，各补其短，使回阳之力既峻猛又持久。然患者临床治疗并不配合，脏腑虚极，生机微微，性情怪偏，药力难施，纵扁鹊华佗，亦难回天。

医案三

患者：秦某某，男，40 岁，1992 年 2 月 18 日初诊。

现病史：患者头有时晕痛，脘痞，口中乏味，晨起恶心，苔黄厚，脉弦，大便时稀。检查胆固醇 6.3mmol/L，三酰甘油 4.12mmol/L，肝功能正常，HBsAG（－）。

辨证：中焦湿热证。

治则：清热利湿，理气化痰。

处方：温胆汤加减。清半夏 10g，陈皮 10g，茯苓 20g，枳实 12g，竹茹 12g，黄芩 10g，栀子 10g，远志 10g，石菖蒲 12g，山楂 20g。3 剂，水煎服，每日 1 剂。

二诊：1992年2月24日。脘痞减，晨未恶心，头晕止，头仍痛，苔转薄，脉4至，大便稀。上方4剂，水煎服，每日1剂。

三诊：1992年2月28日。头痛减，无恶心头晕，脘痞显减，苔厚黄褐，脉左沉，右弦，大便稀。上方4剂，水煎服，每日1剂。

四诊：1992年3月3日。头稍痛，苔黄厚，脉弦。上方去山楂，加川芎10g。3剂，水煎服，每日1剂。

五诊：1992年3月6日。头稍痛，苔黄厚，脉弦。初诊方加苍术12g，草决明12g。4剂，水煎服，每日1剂。

按语：此病案选用温胆汤加减。《医方集解·和解之剂》曰："此足少阳、阳明药也。橘、半、生姜之辛温，以之导痰止呕，即以之温胆；枳实破滞；茯苓渗湿；甘草和中；竹茹开胃土之郁，清肺金之燥，凉肺金即所以平肝木也。如是则不寒不燥而胆常温矣。"

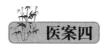 **医案四**

患者：宫某，女，40岁，1989年4月4日初诊。

现病史：患者每逢眼发胀涩、目花时即出现头晕、头两侧痛（肝开窍于目，肝胆为表里），随即出现恶心、呕吐（胃失和降）已10多年，发无诱因，作无规律，持续一二天呕止，数天后头痛亦能消失，头部血管有跳感。平时无明显不适，耳鸣不显，常感腰痛，眠多梦，入睡程度浅，易恐，平时食欲尚可，脘无不适，口不干，有时心烦，梦中时悲哭，背部有时发沉，无冷感。大便稍干，小便正常。月经正常。舌苔薄白，舌质稍红，脉右略沉，尺稍弱。西医诊断为血管性头痛，曾服安定、胃药、头痛药。

辨证：肝阳偏亢上扰。

治则：平肝潜阳。

处方：天麻钩藤饮加减。天麻10g，钩藤20g，栀子10g，黄芩10g，牛膝15g，杜仲12g，酸枣仁20g，石决明30g，桑寄生12g，夜交藤12g，茯苓12g，茺蔚子10g，生龙骨20g，生牡蛎20g。3剂，水煎服，每日1剂。

二诊：1989年4月7日。眠好转，余症不显，背沉，舌同上，脉可，小便较畅。上方6剂，水煎服，每日1剂。

按语：《素问·上古天真论》曰："女子七岁肾气盛，齿更发长。……五七阳明脉衰，面始焦，发始堕。六七三阳脉衰于上，面皆焦，发始白。七七任脉虚，太冲脉衰少，天癸竭，地道不通，故形坏而无子也。"五七之后，女子身体机能渐衰，因女子以阴为用，故常首见阴亏。本案病机属上实下虚，阳亢于上，肝阴不足。肝火亢盛，迫使气血上冲头面，导致眩晕昏仆、恶心、呕吐，此为实之端；

肝阴不足，肝肾阴亏而见腰痛、耳鸣，此为虚之端。

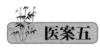 医案五

患者：吴某，女，32 岁，1991 年 12 月 6 日初诊。

现病史：患者右头痛 5 天，时鼻塞，口干，微咳，心烦，大便不干，脘稍满，乏力，苔稍黄厚，脉弦。

辨证：风邪上干，少阳素有郁热证。

治则：疏风清热止痛。

处方：川芎茶调散加减。川芎 10g，荆芥 10g，防风 10g，白芷 10g，薄荷 10g，羌活 10g，白僵蚕 10g，菊花 10g，甘草 6g，黄芩 10g。3 剂，水煎服，每日 1 剂。

药后痛止。

按语：川芎茶调散出自《太平惠民和剂局方》，是治疗风邪头痛的代表方剂，也是引经用药的代表方剂。方中用川芎祛风、止痛，善治少阳、厥阴经头痛，寓"治风先治血，血行风自灭"之意，为君药。薄荷、荆芥辛散、疏风、止痛，薄荷重用以其辛凉之性制其诸风药之温燥，二药共为臣药。羌活、白芷、细辛、防风疏风散邪治头痛，为佐药。甘草调和诸药，缓和风药之燥性。

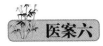

医案六

患者：郭某，男，58岁，1988年12月5日初诊。

现病史：右侧自耳前往下约寸许，沿阳明经线疼痛20余天，脐有热感，怕冷风吹（内有郁热，外反怕凉），口略苦，常口臭，口干不显，舌苔薄白，舌质瘀暗，紫斑，脉略弦涩，大便素稀。

辨证：阳明经瘀热证。

治则：泄热化瘀。

处方：清胃散加减。升麻10g，黄连5g，当归10g，生地黄20g，牡丹皮12g，赤芍12g，延胡索10g。3剂，水煎服，每日1剂。

按语：本病实为阳明经郁热，但寒热错杂的症状容易迷惑人，既有热感，又怕冷风吹，既口苦臭，口反不干，且大便稀，苔亦不黄不厚等，极易辨证失误。方中黄连苦寒泻火，直折胃腑之热；升麻一取其清热解毒，一取其轻清升散透发，可宣达郁遏之伏火，有"火郁发之"之意；黄连得升麻，降中寓升，则泻火而无凉遏之弊；升麻得黄连，则散火而无升焰之虞。胃热侵及血分，进而耗伤阴血，故以生地、丹皮、赤芍凉血滋阴；延胡索行气止痛，诸药合用，共奏泄热化瘀之功。

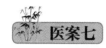 **医案七**

患者：袁某，女，34岁，1991年4月6日初诊。

现病史：患者头晕、头痛（额、两侧、前头）3～4年，伴恶心，晨起明显，不吐痰，大便不干。心烦，月经经期正常，量多，腿烦乱时腰痛。苔薄黄，脉弦。

辨证：痰浊证。

治则：理气化痰。

处方：温胆汤加减。清半夏10g，陈皮10g，茯苓20g，枳实10g，竹茹12g，黄芩10g，菊花10g，甘草6g。3剂，水煎服，每日1剂。

按语：《丹溪心法》中提到"无痰则不作眩"，痰浊中阻，故见恶心；上蒙清窍，则头晕、头痛。选方温胆汤理气化痰。本方以二陈汤为基础方，治痰加竹茹清上膈之虚热，枳实以除三焦之痰壅。

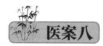 **医案八**

患者：曹某，女，54岁，1991年4月6日初诊。

现病史：患者头顶痛、头晕加重1年，动则恶心，头不胀，头痛时热，口不干苦，心不烦，劳累生气易作，大便不可，小便正常，血压低，纳可。苔薄白，脉沉略弦。

辨证：肝阳上亢证。

治则：平肝潜阳息风。

处方：天麻钩藤饮加减。天麻 10g，钩藤 15g，栀子 10g，黄芩 10g，川牛膝 15g，石决明 20g，夜交藤 12g，茯神 15g，茺蔚子 10g，菊花 10g。3 剂，水煎服，每日 1 剂。

按语：本案以天麻钩藤饮平潜补益合法，肝肾同治，以息风为主。配伍清热安神药物，心肝同治，以平肝为主。

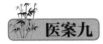

医案九

患者：刘某，女，50 岁，1995 年 3 月 28 日初诊。

现病史：患者头略晕痛十余天，外感引起，上周五发热，乏力，自汗，盗汗，咽至胸不利，口干，胸闷，左腰痛，食欲差。舌苔薄白，体稍胖，有齿印，右脉略沉，左脉弦，二便正常。

辨证：脾胃气虚证。

治则：补中益气，升阳举陷。

处方：补中益气汤加减。生黄芪 20g，白术 10g，陈皮 10g，升麻 6g，柴胡 6g，党参 10g，当归 10g，黄芩 12g，地骨皮 12g，甘草 6g，生姜 3 片，大枣 4 枚。3 剂，水煎服，每日 1 剂。

按语：患者头略晕痛，乃脾胃气虚，清阳不升所致；

气虚不能固摄，故见自汗、盗汗；出汗又加重气虚，导致乏力；脾胃气虚，升降失常，清阳下陷，阴火上乘土位，泛溢肌肤，故发热；脾胃气虚，纳运失常，故食欲差。辨为脾胃气虚证，方予补中益气汤加减，以补中益气，升阳举陷。

医案十

患者：张某，女，39 岁，1989 年 10 月 23 日初诊。

现病史：患者右侧头痛，右眼干胀，视物易累 1 年余。右胁肋阵痛，右髋部痛，腰痛夜间甚，口干渴，饮水不多。白带多，有味，晨起口苦，食欲不振，有时汗出恶风，易受凉感冒。舌质淡光无苔，脉弦滑细。

辨证：肝肾阴虚，兼有郁滞。

治则：滋肾养肝。

处方：杞菊地黄丸加减。生地黄 15g，山药 20g，牡丹皮 10g，泽泻 10g，云苓 12g，枸杞子 12g，菊花 9g，怀牛膝 15g，白芍 12g，菟丝子 10g。3 剂，水煎服，每日 1 剂。

二诊：1989 年 10 月 28 日。药后膝痛显减，目干涩减，头痛发作 1 次，口干减，大便诉干，二三天 1 次，小便正常，白带显减少，舌苔无，质略淡，脉细弱，略弦，纳不香，右胁时痛。处方：生地黄 20g，山药 20g，茯苓 15g，枸杞 12g，菊花 9g，白芍 12g，淫羊藿 12g，仙茅 10g，菟丝子 12g，郁李仁 12g。5 剂，水煎服，每日 1 剂。

按语：患者阴血不足，肝失所养，肾精不足，髓海空虚，导致头痛；腰为肾之府，肾精不足，则腰痛；肝开窍于目，肝阴血不足，故眼干胀；两胁为肝之分野，肝阴血不足，则见胁肋阵痛；口干渴，舌质淡光无苔，脉弦细，亦为肝肾阴虚之象；白带多，口苦，脉滑为兼有郁滞之象。故辨为肝肾阴虚，兼有郁滞证，方予杞菊地黄丸加减，以滋养肝肾。

医案十一

患者：胡某，男，47 岁，1990 年 11 月 9 日初诊。

现病史：患者右侧头痛半个月（龋齿）。服西药较多（具体药物不详），引起恶心，纳差，脘痞，口略干，心烦，头略晕，眠浅。苔灰腻，脉弦细，大便稍干，小便黄。

辨证：胆经郁热证。

治则：清胆利湿，和胃化痰。

处方：蒿芩清胆汤加减。清半夏 10g，陈皮 10g，茯苓 20g，枳实 10g，竹茹 12g，黄芩 10g，栀子 6g，远志 10g，石菖蒲 10g，甘草 6g。3 剂，水煎服，每日 1 剂。

二诊：1990 年 11 月 14 日。服上方后无恶心，右侧头痛消失，仍头晕，咽干，口黏，食欲不香，不思饮食，脘胀，小便色黄，四肢乏力，懒动，不多饮水，失眠，右胁胀，舌苔根微黄厚，脉弦细。辨证为湿热郁于少阳，胆胃不和。给予小柴胡汤加减。处方：柴胡 12g，半夏 10g，党参 10g，甘草 6g，黄芩 12g，陈皮 10g，云苓 15g，栀子 9g，姜 3 片。3 剂，水煎服，每日 1 剂。

按语：患者头痛，乃由胆经郁热、循经上犯所致；胆热犯胃，胃气上逆，故见恶心、纳差；湿热痰浊为患，故见口干、心烦、苔灰腻、大便干、小便黄。辨为胆经郁热证，治当清胆利湿，和胃化痰，方予蒿芩清胆汤加减。二诊患者的头晕，咽干，纳差，脘胀为湿热郁于少阳、胆胃不和所致，治当以和解少阳，方予小柴胡汤加减。

医案十二

患者：王某，男，68 岁，1990 年 10 月 26 日初诊。

现病史：患者头两侧痛 4 ~ 5 个月。因外感及近视后诱发，发作时持续数天，头不晕，有挤压感，口不干苦，眠可，有时心烦，头不热，苔薄少，脉弦涩。

辨证：肝郁气滞证。

治则：疏肝解郁，行气止痛。

处方：柴胡疏肝散加减。川芎 12g，香附 10g，柴胡 12g，白芍 15g，薄荷 6g，当归 10g。3 剂，水煎服，每日 1 剂。

二诊：1990年11月6日。症同上，揉按疼痛略减，头略沉。苔薄少，质略红，脉弦略涩，头痛时睡下痛轻，每初夏晚秋手脱皮微痒。给予补中益气汤加减。处方：生黄芪20g，白术10g，陈皮10g，升麻6g，柴胡6g，党参10g，当归10g，川芎10g，甘草10g。3剂，水煎服，每日1剂。

三诊：1990年11月9日。头痛显减，自觉良好。上方3剂，水煎服，每日1剂。

按语：患者头两侧痛，乃木失条达，肝气郁结，疏泄失职，犯于少阳胆经所致；脉弦涩亦为肝郁不疏之象。故辨为肝郁气滞证，方予柴胡疏肝散加减，以疏肝解郁，行气止痛。二诊患者头痛，揉按减轻，为脾胃气虚，不能上荣清窍所致，治当补中益气，方予补中益气汤加减。

医案十三

患者：莫某某，男，58岁，1995年2月10日初诊。

现病史：患者近3天外感后头痛头晕，身冷酸痛不适，无汗，鼻流清涕，咳嗽吐白痰，口不干，纳可，苔薄微黄，质可，脉数，小便可，大便稀，每日2次。

辨证：风寒实证夹湿证。

治则：祛风散寒除湿。

处方：麻黄汤合九味羌活汤加减。炙麻黄 8g，桂枝 10g，杏仁 10g，羌活 10g，防风 10g，白芷 10g，川芎 10g，黄芩 12g，紫菀 12g，甘草 6g，生姜 5 片，大枣 4 枚。3 剂，水煎服，每日 1 剂。

二诊：1995 年 2 月 21 日。因头晕头皮紧微痛就诊，上方后症均除。用川芎茶调散去大枣加石菖蒲 10g。3 剂，水煎服，每日 1 剂。

按语：本案患者头痛由外感后引起，身冷酸痛无汗提示风寒束表，鼻流清涕、咳吐白痰提示体内存在湿邪，苔微黄、脉数提示外邪已有入里化热之象，故以祛风散寒除湿为主，稍佐黄芩清热。

医案十四

患者：赵某某，女，50 岁，1995 年 2 月 21 日初诊。

现病史：患者每食肉类蛋类引起消化不良时则头顶偏前部痛已 10 年左右。食肉蛋类后易引起胃脘不适，先感头痛，须呕出或食消后头痛可止，头痛甚则时恶心，易心烦乱，口不干苦，眠差。舌苔略黄厚，质可，脉略沉弦，大便干，小便正常。近服果导片、胃复安、吗丁啉、维生素 B6 等药物治疗。

辨证：饮食积滞证。

治则：消食化积。

处方：温胆汤合平胃散加减。清半夏 10g，陈皮 10g，茯苓 20g，枳实 12g，竹茹 12g，苍术 10g，川朴 10g，炒三仙各 12g，甘草 6g，莱菔子 15g，槟榔 15g。3 剂，水煎服，每日 1 剂。

按语：本案患者头痛与饮食不当、消化不良有关，故治以消食化积为主。

医案十五

患者：曹某某，男，47 岁，1991 年 4 月 29 日初诊。

现病史：患者于 1990 年 12 月 18 日车撞到头右侧，昏迷 20 多天，记忆力显减，思维错乱。现思维力渐好，有时错乱，语言较前略多。头不晕不痛，伤处有胀感，睡眠需服奋乃静 4 片，纳可，口不干苦，脘不痞，痰不多，黎明时脘有内贴感。苔薄黄滑，质可，脉弦略涩。大便初始稍干，小便正常。

辨证：头部瘀血。

治则：通窍活血。

处方：通窍活血汤加减。川芎 10g，赤芍 10g，桃仁 10g，红花 6g，远志 10g，石菖蒲 10g，陈皮 10g，茯苓 20g，黄芩 10g。5 剂，水煎服，每日 1 剂。

二诊：1991年5月6日。平妥，奋乃静早晨停服，中午2片，晚上减为1片，中午眠差，苔薄黄，脉弦涩。大便初始稍干、后溏，小便正常。上方改石菖蒲为12g，川芎为12g，红花为12g。7剂，水煎服，每日1剂。

三诊：1991年5月14日。安眠药片全停，眠较好，近三四天有虚幻现象，中苔略黄厚，质略暗，脉弦涩。二便可。处方：川芎12g，赤芍12g，桃仁10g，红花10g，远志10g，石菖蒲12g，郁金10g，陈皮10g，茯苓20g，黄芩10g，栀子10g。4剂，水煎服，每日1剂。

四诊：1991年5月18日。药后感舒服，乱语减少，睡眠较好，未服安眠药，纳尚可，根苔略黄厚，脉弦略涩。上方5剂，水煎服，每日1剂。

五诊：1991年5月23日。眠可，纳可，根苔稍厚微黄，脉略弦。上方7剂，水煎服，每日1剂。

六诊：1991年5月31日。眠可，耳略鸣，口不干苦，纳可，苔略黄厚，质红润，脉弦略涩。二便可。上方加清半夏10g。3剂，水煎服，每日1剂。

七诊：1991年6月11日。眠可，右耳略鸣，苔较黄厚，脉略弦。纳减。上方加苍术10g。7剂，水煎服，每日1剂。

按语：李时珍在《本草纲目》中说"脑为元神之府"，王清任认为"灵机记性，不在心在脑"，故本案患者头部受伤后出现的昏迷、思维错乱、多语等症状，皆与脑窍受损、神明紊乱有关。其头部外伤史、脉涩提示瘀血病机，故首诊方选通窍活血汤化裁。

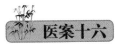

医案十六

患者：吕某某，女，27岁，1995年3月3日初诊。

现病史：患者因外感后出现左侧头痛5~6天，现脘内热，吐酸，脘有时痛，纳差，头顶热，舌苔略黄厚，脉弦，大便干，小便正常。已用西药（具体用药用量不详）。

辨证：风热证。

治则：疏风清热。

处方：川芎10g，荆芥10g，防风10g，白芷10g，薄荷10g，羌活10g，白僵蚕10g，菊花10g，黄芩10g，栀子10g，甘草6g。4剂，水煎服，每日1剂。

二诊：1995年3月7日。左侧头痛，脘内热已不显，脘痛未作，头顶稍热，苔略黄厚，脉弦，大便不干，左乳腺增生隐痛。上方加苍术10g。3剂，水煎服，每日1剂。

三诊：1995年3月10日。头痛止，脘内热止，背有热感，乳腺增生有痛感，口稍干苦，稍心烦，舌苔薄黄，脉弦，大便可。处方：柴胡12g，赤芍12g，枳实10g，瓜蒌15g，清半夏10g，黄连4g，牡丹皮10g，栀子10g，香附 10g，莪术 12g，甘草 6g。7 剂，水煎服，每日 1 剂。

按语：《兰室秘藏》记载："凡头痛皆以风药治之者，总其大体而言之也。高巅之上，惟风可到，故味之薄者，阴中之阳，乃自地升天者也。"本案患者头痛乃外感后出现，提示致病因素与风邪有关，脘热、头热、便干提示风邪入里化热，故以疏风清热为法。

医案十七

患者：瞿某某，女，48 岁，1994 年 12 月 2 日初诊。

现病史：患者每于经前 10 天即出现头痛，呈阵发性跳痛，右颊车处发紧，已近 1 年。月经如期，色黑有血块，经期腹痛剧，近日纳差，腹满，小腹经常发凉。舌中苔稍白厚，质可，舌下络略紫，大便正常，小便可。末次月经已过半个月多。血压 110/75mmHg。

辨证：下焦瘀血证。

治则：活血化瘀。

处方：桂枝茯苓丸加减。茯苓 20g，牡丹皮 10g，赤芍 12g，桂枝 10g，桃仁 10g，川牛膝 15g，川芎 12g，坤草 15g。4 剂，水煎服，每日 1 剂。

按语：本案患者头痛与月经有关，且经期腹痛、月经色黑有块、舌下络紫提示下焦瘀血，故予桂枝茯苓丸加减。

第七节 眩晕

 医案一

患者：薛某某，女，43岁，1992年3月20日初诊。

现病史：患者头晕，有时欲倒，心时慌，哆嗦，眠多梦，耳不鸣，腰有时痛，纳可，口不干，舌苔薄黄，质稍红，脉弦，大便不干，小便可。高血压病史2～3年，血压210/110mmHg，已输液4天，服西药片（具体用药、用量不详）。

辨证：肝阳上亢证。

治则：平肝潜阳。

处方：天麻钩藤饮加减。双钩20g（后入），栀子10g，黄芩10g，怀牛膝20g，石决明20g，桑寄生12g，夜交藤12g，茯苓20g，茺蔚子12g，生龙牡各30g，白芍15g。5剂，水煎服，每日1剂。

二诊：1992年3月30日。头晕显减，头略痛，面略水肿，余同上，苔薄微黄，脉略弦，前天血压 140/95 ~ 85mmHg。上方 10 剂，水煎服，每日 1 剂。

　　按语：本案辨证为肝阳上亢证，方选天麻钩藤饮治疗，《中医内科杂病证治新义》提及"治高血压头痛眩晕、失眠"。因天麻价高，为减轻患者经济负担，临床常不用。但只要辨证准，则效力佳。患者一诊后，血压下降，诸症皆减。

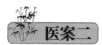

医案二

　　患者：袁某，女，77 岁，1992 年 2 月 26 日初诊。

　　现病史：患者头略晕，右侧头胀痛，目涩 5 ~ 6 天，休息略减，闭目减，口略干，胃中不适，眼压稍高，大便不干，苔薄白，质可，脉略弦。

　　辨证：肾虚木亢证。

　　治则：益肾平肝。

　　处方：一贯煎加减。生地 15g，枸杞 10g，麦冬 10g，当归 10g，五味子 6g，石菖蒲 10g，白芍 15g，石决明 20g，夏枯草 12g，草决明 10g。2 剂，水煎服，每日 1 剂。

　　二诊：1992 年 2 月 28 日。头晕、头胀痛减，仍目涩，咽干痛热 5 ~ 6 天，纳可，苔薄，脉稍弦。上方加射干 10g，黄芩 10g。3 剂，水煎服，每日 1 剂。

按语：眩是指眼花或眼前发黑，晕是指头晕甚或感觉自身或外界景物旋转。两者常同时并见，故统称为"眩晕"。眩晕的基本病机主要是脑髓空虚，清窍失养，或痰火上逆，扰动清窍。临证时应首先辨明相关脏腑，其次辨标本虚实。

医案三

患者：李某，女，52岁，1991年12月19日初诊。

现病史：患者头晕，手足麻，口干，心烦，眠差，苔薄黄，脉略弦，二便可，血压150/90mmHg。前予天麻钩藤饮原方加龙骨、牡蛎20g（4剂，水煎服，每日1剂），诸症显减，唯手足外侧时略麻，苔薄白，脉略沉弦细。二便可。血压120/85mmHg。

辨证：阴虚肝郁，肝阳偏亢。

治则：滋阴疏肝，平潜肝阳。

处方：一贯煎加减。生地黄15g，枸杞10g，麦冬10g，当归10g，五味子6g，石菖蒲10g，白芍15g，石决明20g，夏枯草12g，草决明10g，夜交藤15g，桑寄生15g，生龙骨25g，生牡蛎25g。

按语：肝体阴而用阳，喜条达而恶抑郁。用一贯煎滋阴疏肝，顺其条达之性。

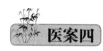

医案四

患者：何某，男，31 岁，1995 年 4 月 14 日初诊。

现病史：患者右手反关脉，因头晕、心慌等就诊。左脉弦有力略沉。口干，晨痰多，恶心，心烦，握拳无力，血压 160/100mmHg。脘略痞，眠多梦，舌苔稍黄厚，小便余沥不尽感。

辨证：中焦湿热证。

治则：燥湿化痰，清热散结，理气和中。

处方：清中化湿汤加减。清半夏 12g，陈皮 12g，茯苓 20g，枳实 12g，竹茹 12g，黄芩 10g，栀子 10g，远志 10g，九节菖蒲 12g，甘草 6g。3 剂，水煎服，每日 1 剂。

按语：湿热之邪困阻脾胃，脾失健运，不能运化水湿，湿热难去，上扰清窍则见头晕，扰及上焦心肺则见心慌、心烦、多梦及痰多，扰及中焦脾胃则见恶心、口干、脘痞、舌苔黄厚，扰及下焦则见小便余沥不尽。故辨证为中焦湿热证，治当以燥湿化痰，清热散结，理气和中，方予清中化湿汤加减。

医案五

患者：周某某，51 岁，1994 年 12 月 27 日初诊。

现病史：患者头晕、头时热，热则汗出，已2年左右，下午较重，口干，咽中略不利，能饮，纳可，眠有时差，右边手足麻木，心烦，舌苔薄微黄，质稍红，脉弦，大便不干，小便正常。血压180/90mmHg，已服西药治疗。

辨证：肝阳上亢证。

治则：平肝潜阳。

处方：天麻钩藤饮加减。菊花10g，钩藤20g，栀子10g，黄芩10g，怀牛膝15g，石决明20g，桑寄生12g，夜交藤12g，茯神15g，茺蔚子12g，生龙骨20g，生牡蛎20g。3剂，水煎服，每日1剂。

二诊：1995年1月3日。右手麻木减，无心烦，仍头晕时热，口干，饮较多，苔薄少，质稍红，脉弦细，大小便可。血压150/80mmHg。辨证为肝肾胃阴虚。处方：生地黄20g，石斛10g，麦冬12g，山萸肉10g，五味子6g，石菖蒲10g，远志10g，白芍15g，怀牛膝20g，玄参12g，生龙骨25g，生牡蛎25g。6剂，水煎服，每日1剂。

三诊：1995年1月13日。头晕热减，口干减，饮水减少，右手麻减，眠略少，心有时烦，苔薄白，质可，脉弦略细，二便可。血压130/75mmHg。上方继服6剂，水煎服，每日1剂。

按语：《杂病证治新义》谓天麻钩藤饮："清热平肝，

潜阳熄风。治肝经有热，肝阳偏亢，头痛头胀，耳鸣目眩，少寐多梦；或半身不遂，口眼歪斜，舌红，脉弦数。现用于高血压病。"

 医案六

患者：柳某某，女，65岁，1991年12月5日初诊。

现病史：患者时头晕，有时热，体温未高，时犯恶心，口不干苦，时心烦，食欲略差，脘腹略胀，右胁时痛，夜间时冷，舌苔较黄厚，质较红，脉略沉弦。大便干，小便正常，量减少，腰痛，有时腿有被束感。

辨证：少阳湿热郁阻证。

治则：清热利湿，和解胆经。

处方：蒿芩清胆汤加减。青蒿15g，黄芩10g，枳实12g，竹茹12g，茯苓20g，清半夏10g，陈皮12g，滑石15g，青黛1g，栀子10g，甘草6g。4剂，水煎服，每日1剂。

二诊：1991年12月10日。头晕、有热、恶心消失，右胁痛止，脘胀除，纳好转，未心烦，夜未感冷，腰痛消失，小便急消失，大便基本不干，左手夜间发胀略热已两年，间歇发作。苔较黄厚，脉略沉弦。上方继服3剂，水煎服，每日1剂。

按语：初诊4剂后诸症尽消失。只要方证对，其效必立见。一般 3 剂不效者，当思辨证有误，用药不当。不应推之于"病程长""病顽固"。虽宿疾顽症，只要辨证准，用药当，服药后至少亦应有某些症状、舌、脉的好转迹象，显示出药已切中病机，酌情调整方药，穷追不舍，必所向愈。

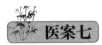
医案七

患者：郝某某，女，35 岁，1991 年 8 月 12 日初诊。

现病史：患者近 5 ～ 6 年渐消瘦，且月经未至，1989 年做人工周期 3 个月（雌激素、黄体酮），后有月经，食欲不振，头略晕，目涩，睡后手麻，舌苔薄白，质可，食后脘略胀，脉弦数（一息四至），略涩，大便常稀，有黏液，近在北京某医院服中药 6 剂后便稍干，小便正常。月经：婚前略提前，婚后正常。1982 年产后带环，月经淋漓半年，取环后月经 3 ～ 5 个月 1 次，1985 年人流后经闭，需用黄体酮、雌激素才有效。第一胎时流血稍多，出汗多。在北京某医院检查示白细胞低。平时易感冒。易畏寒，手足心热，无自汗盗汗。服有红花等药后腹泻，近服利血生、安胎素。

辨证：脾肾不足，下焦瘀血证。

治则：健脾补肾，活血化瘀。

处方：二仙汤合桂枝茯苓丸加减。淫羊藿 12g，仙茅 10g，巴戟天 10g，当归 10g，桂枝 6g，茯苓 15g，牡丹皮

10g，赤芍 10g，党参 10g，白术 12g，青皮 10g，甘草 6g。3 剂，水煎服，每日 1 剂。

二诊：1991 年 8 月 16 日。平妥，大便不稀，气短，口不干，中苔略厚，脉弦数。上方去甘草，加苍术 10g。4 剂，水煎服，每日 1 剂。

三诊：1991 年 8 月 21 日。饮食略好转，食后脘未胀，睡后手未麻，头时晕，目涩，手足心未感热，舌苔白稍厚，脉虚大。上方去青皮，加黄芪 15g，改淫羊藿为 15g。3 剂，水煎服，每日 1 剂。

四诊：1991 年 8 月 26 日。食欲略好，脘不胀，头稍晕，目略涩，项发强，口不干，中苔稍厚微黄，质可，右脉弦涩。大便正常。胸闷气短，耳不鸣。处方：淫羊藿 15g，仙茅 12g，巴戟天 10g，当归 10g，桂枝 6g，茯苓 20g，牡丹皮 10g，赤芍 10g，党参 10g，白术 10g，苍术 10g，黄芪 20g。4 剂，水煎服，每日 1 剂。

五诊：1991 年 8 月 30 日。畏寒已不显，手足心热已除，仍感头略晕，目略涩，项发紧，纳不香，脘不痞，手麻减，苔薄白稍厚，脉弦略涩。大便稍溏，每日 1 次。血压 110/75mmHg。8 月 26 日方继服 4 剂，水煎服，每日 1 剂。

六诊：1991 年 9 月 3 日。手麻显减，上症均减，苔薄白，脉弦，二便可，食欲好转。8 月 26 日方继服 3 剂，水煎服，每日 1 剂。

七诊：1991 年 9 月 6 日。症同上，项紧，脘不适，纳差，苔略厚微黄，脉弦。处方：川芎 10g，苍术 10g，栀子 10g，香附 6g，炒三仙各 12g，葛根 15g，川朴 10g，陈皮 10g，青皮 10g，茯苓 15g，党参 10g。4 剂，水煎服，每日 1 剂。

八诊：1991 年 9 月 10 日。项已不紧，手麻已不显，头晕基本消失，脘不适消失，食欲可，消化力差，舌苔转薄白，脉弦。上方继服 3 剂，水煎服，每日 1 剂。

九诊：1991 年 9 月 12 日。近感乏力，大便略稀，便前肠鸣，苔稍厚微黄，脉弦。检查血红蛋白 110g/L，白细胞 3.7×109/L，中性粒细胞 58×109/L，血小板 100×109/L。处方：淫羊藿 15g，仙茅 12g，巴戟天 10g，当归 10g，知母 10g，黄柏 10g，党参 10g，茯苓 20g，白术 10g，陈皮 10g，甘草 6g。4 剂，水煎服，每日 1 剂。

十诊：1991 年 9 月 18 日。患者近来大便稍稀，每日 2 ~ 3 次，身乏力，四肢无力，胸脘满闷，时长叹息，口中无异常感觉，食欲增加，大便稀，便时腹中痛且急，舌苔薄白稍腻，脉细稍弦无力。上方改黄柏为 5g、党参为 15g，加白芍 12g、防风 6g、山药 15g。2 剂，水煎服，每日 1 剂。

十一诊：1991 年 9 月 20 日。药后大便每日 1 次，稍稀，乏力减，苔薄白，脉弦。辨证为脾肾虚。处方：淫羊藿 15g，仙茅 12g，巴戟天 10g，当归 10g，党参 15g，茯苓 20g，白术 12g，山药 20g，白扁豆 20g，陈皮 10g，薏苡仁 20g，甘草 6g。4 剂，水煎服，每日 1 剂。

十二诊：1991 年 10 月 18 日。患者在院外曾于 9 月 26 日服异功散加山药、白芍、防风，10 月 4 日服补中益气汤加防风、山药。现症见：近几天口略干燥，脘略不适，食量尚可，劳累后略心慌，喜太息，不心烦，眠多梦，舌中苔较黄厚，质稍红，左脉略弦。傍晚略恶寒，大便稍稀，每日 1～2 次，小便可。月经未至。处方：苍术 10g，川朴 10g，陈皮 10g，茯苓 20g，枳实 10g，竹茹 12g，黄芩 10g，栀子 6g，甘草 6g，青皮 10g。4 剂，水煎服，每日 1 剂。

十三诊：1991 年 10 月 25 日。感觉好，食可，口干减，脘不适消失，苔转薄白，右脉浮弦，大便每日 1～2 次。上方继服 4 剂，水煎服，每日 1 剂。

十四诊：1991 年 10 月 31 日。口已不干，感觉较好，苔薄白，脉可。上方继服 4 剂，水煎服，每日 1 剂。

十五诊：1991 年 11 月 7 日。食欲不振，食后胃脘满闷，嗳气不顺利，长太息，精神变化，胸脘闷，舌苔白稍厚，脉弦细。上方去青皮，加柴胡 12g，白芍 10g，甘松 10g。4 剂，水煎服，每日 1 剂。

按语：本案患者平素易感冒畏寒、食欲不振、便溏等提示脾肾亏虚，头晕为脾气不足、清阳不升，脉涩提示体内瘀血，故法取补脾益肾、活血化瘀，以标本兼顾。

医案八

患者：张某，女，27岁，1989年4月6日初诊。

现病史：患者头晕，时头痛，多在两眉间及两侧太阳穴处痛，已六七年，初起无诱因，后每因感冒头痛则重，平时头晕较显，多下午头晕稍重，晨起快时易头晕。近3天感冒头痛、头晕，时冷时热，口略干，心烦，时恶心，苔薄微黄，舌质可，脉弦略细数（一息五至）。

辨证：少阳经证。

治则：和解少阳。

处方：小柴胡汤加减。柴胡15g，清半夏10g，党参10g，黄芩12g，生甘草10g，生姜3片，大枣5枚。3剂，水煎服，每日1剂半。两日尽（取微汗）。

按语：此案为典型的少阳经证，相火炽盛，游走于半表半里，小柴胡汤主之。小柴胡汤通过取微汗和利小便，消耗掉过剩的相火，达到少阳的和解。

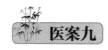 **医案九**

患者：王某，男，9岁，1989年4月8日初诊。

现病史：患者头晕2个月余，无诱因，不呕，无耳鸣，饮食可，脘不胀，近1周多面肿，下肢不肿，近3天感冒，二便正常，略咳，体温正常。舌苔稍白厚，脉略浮数。

辨证：痰湿中阻，清阳不升证。

治则：化痰熄风，健脾除湿。

处方：半夏白术天麻汤加减。清半夏8g，白术8g，天麻8g，茯苓15g，陈皮8g，甘草5g，大枣3枚。5剂，水煎服，每日1剂。

二诊：1989年4月16日。服上方5剂后头晕基本消失，颜面水肿减轻，食欲可，舌苔正常，苔根部微黄，脉浮滑沉取弱。继用上方加泽泻6g，生姜3片，3剂，水煎服，每日1剂。

按语：《内经》曰："诸风掉眩，皆属于肝。"患者痰湿内阻，清阳不升，清窍失养，迫使肝风内动。方用半夏白术天麻汤化痰息风、健脾除湿。

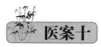 **医案十**

患者：孙某，男，48岁，1992年3月3日初诊。

现病史：患者 4 天前血压 140/100mmHg，近感头略晕，头脑不清，耳鸣，眠时差，饮食正常，不心慌，口干晨显，口臭，大便正常。舌苔薄微黄，脉弦关略滑。

辨证：肝阳偏亢证。

治则：平肝潜阳。

处方：天麻钩藤饮加减。天麻 10g，钩藤 20g，栀子 10g，黄芩 10g，怀牛膝 15g，杜仲 12g，石决明 30g，桑寄生 12g，首乌藤 12g，茯苓 15g，茺蔚子 10g，草决明 12g。3 剂，水煎服，每日 1 剂。

二诊：1992 年 3 月 6 日。症同上，两太阳穴处痛，多梦，晨口干，眼球充血，大便正常，苔薄白，左脉略弱，右脉略虚。血压 145/115mmHg。上方加生龙骨、生牡蛎各 20g，酸枣仁 20g，改怀牛膝为 20g。4 剂，水煎服，每日 1 剂。

三诊：1992 年 3 月 10 日。药后症均减，血压 125/95mmHg，眠多梦，苔薄白，脉弦。3 月 6 日方继服 7 剂，水煎服，每日 1 剂。

四诊：1992 年 3 月 18 日。4 剂后血压 110/80mmHg，多梦易恐，苔薄白，右脉弦滑。3 月 6 日方 8 剂，水煎服，每日 1 剂。

五诊：1992 年 3 月 31 日。精神佳，血压 115/70 ~ 80mmHg，仍有梦，惊恐减，二便可，苔薄白，脉弦。3 月

6日方6剂，水煎服，每日1剂。

按语：此案肝阳偏亢而致头晕，方用天麻钩藤饮平肝熄风，清热活血，补益肝肾。

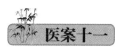 **医案十一**

患者：苏某某，男，57岁，1995年1月27日初诊。

现病史：患者头晕1个月余，头昏不清亮，劳累时加重，眼紧沉，面略赤，口有时干，纳可，眠有时差，略心烦，有时心慌，舌苔薄黄，中苔稍厚黄，质可，脉弦略浮滑，大便不干，小便可。平时血压110/70mmHg。

辨证：肝阳上亢证。

治则：平肝潜阳。

处方：天麻钩藤饮加减。菊花10g，钩藤20g，栀子10g，黄芩10g，川牛膝15g，杜仲12g，石决明30g，桑寄生12g，夜交藤12g，茯神20g，茺蔚子12g。3剂，水煎服，每日1剂。

二诊：1995年3月17日，药后头晕减，近日耳部术后，致复外感，头稍晕，咽略干，稍咳，目发紧，舌稍黄厚，脉弦。给予桑菊饮加减。处方：桑叶10g，菊花10g，桔梗10g，连翘10g，杏仁10g，薄荷10g，芦根20g，牛蒡子10g，甘草6g。4剂，水煎服，每日1剂。

按语：本案患者头晕、面赤、眠差、脉弦提示肝阳上亢，与天麻钩藤饮加减，清热平肝，潜阳息风。二诊时患者头晕减轻，外感症状比较显著，故改方为桑菊饮，疏风清热，宣肺止咳。

医案十二

患者：孙王氏，女，71岁，1993年7月9日初诊。

现病史：患者起坐活动时头晕10多天，口唇发紫，舌动如前，纳差，脘时满，口干，不欲饮，胸略闷，吐白唾液，舌苔略白厚，质可，脉略弱。平时血压低，已服西药（具体用药、用量不详），大便数日未下，小便可。血压130/80mmHg。

辨证：湿阻证。

治则：理气除湿。

处方：苍术10g，川朴12g，陈皮10g，清半夏10g，茯苓20g，枳实12g，黄芩10g，白术10g，石菖蒲10g，甘草6g。4剂，水煎服，每日1剂。

二诊：1993年7月13日。饮食好转，未吐白唾液，稍头晕，唇发紫，口干，大便略干。上方加党参10g继服。

三诊：1993年7月16日。纳好转，食后口苦口干，头不晕，来人取药。上方4剂，水煎服，每日1剂。

按语：本案患者口干不欲饮、吐白唾液、苔白厚提示体内湿阻，湿邪阻碍气机则胸闷脘满，湿阻清阳上升则头晕，辨证总以湿阻为主，治以理气除湿为法。

医案十三

患者：隋某某，男，19岁，1994年12月30日初诊。

现病史：患者头昏沉，口干，有痰不易吐，纳可，舌根苔稍黄厚，质略暗红，脉略弦细，大便稍干。

辨证：湿热内蕴证。

治则：清化湿热。

处方：清中化湿汤加减。清半夏10g，陈皮10g，茯苓20g，枳实10g，竹茹10g，黄芩10g，栀子10g，远志10g，石菖蒲12g，甘草6g。4剂，水煎服，每日1剂。

二诊：1995年1月6日。头昏沉减，痰感减，口干，纳稍差，下午活动略心慌，乏力，手足易汗，心烦，眠可。苔转薄白，脉弦细，大便略干。上方加党参10g继服4剂，水煎服，每日1剂。

按语：本案患者有痰难吐、舌红苔黄厚提示湿热内蕴，湿热阻碍清阳上升则头昏沉，故予清中化湿汤加减。

第八节 中风

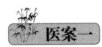
医案一

患者：李某，男，63 岁，1991 年 4 月 6 日初诊。

现病史：患者左侧肢体不利 7 个月，初期左肢体渐不利，口歪，唇麻，经输液下肢渐好转，头不痛不晕，有时耳鸣，腰不痛，左手指麻，不能伸直，肢体无凉感。食欲不振，脘不满，口干不苦，眠差，近因生气症状加重，流口水，乏力明显，神疲嗜睡，大便 2 日 1 次，不干，小便正常略频。舌苔薄白，质可，脉略弦滑。

辨证：气虚血瘀证。

治则：补气活血。

处方：补阳还五汤加减。生黄芪 20g，赤芍 10g，川芎 10g，当归 10g，地龙 10g，桃仁 10g，淫羊藿 12g，仙茅 10g，巴戟天 10g，知母 10g，白芍 12g。3 剂，水煎服，每日 1 剂。

二诊：1991年4月10日。服药后乏力减轻，仍失眠，有时需服安定，食欲不振，口干，舌根苔稍厚腻，脉弦略滑，大便时有热感，头不清亮，目易流泪。辨证为痰浊证。方用清中化湿汤加减。清半夏10g，陈皮10g，茯苓20g，枳实10g，竹茹12g，远志10g，石菖蒲10g，郁金12g，黄芩10g，栀子10g，草决明10g，甘草6g。4剂，水煎服，每日1剂。

三诊：1991年4月14日。晚饭后精神转好，9点多入睡，已不失眠，未服安定，左手仍麻，近2日右手麻，口干，不欲饮，纳差，苔薄黄，脉弦滑略沉，大小便有热感。上方继服5剂，水煎服，每日1剂。

四诊：1991年4月19日。乏力，余症稍减，舌质稍嫩，苔薄白，脉弦略滑，小便略频，大小便有热感。方用二仙汤加减。仙茅12g，淫羊藿15g，巴戟天12g，当归10g，知母10g，黄柏12g，黄芪15g，党参10g，川芎10g，丹参12g。5剂，水煎服，每日1剂。

五诊：1991年4月24日。症有好转，上方5剂，水煎服，每日1剂。

六诊：1991年5月2日。精神渐好，头略胀，耳时鸣，左手麻有加重，右手无名指、小拇指略痛，口唇麻，口干，饮食、眠尚可，苔薄白，质可，脉弦滑，小便略频，大便正常。

方用天麻钩藤饮加减。天麻 10g，钩藤 20g，栀子 10g，黄芩 10g，怀牛膝 20g，杜仲 12g，石决明 30g，桑寄生 12g，首乌藤 12g，茯苓 15g，菟丝子 12g，地龙 10g。6 剂，水煎服，每日 1 剂。

七诊：1991 年 5 月 8 日。来人诉：仍手麻，乏力。上方改地龙为 12g，5 剂，水煎服，每日 1 剂。

按语：本案患者病程达 7 个月余，属中风后遗症期，证属气虚血瘀。首诊后患者仍口干，舌脉提示体内仍有湿热浊邪，应先祛湿后补益，防闭门留寇之弊。

医案二

患者：任某某，男，50 岁，1991 年 4 月 30 日初诊。

现病史：患者酒后出现言语不利 20 多天。纳、眠可，痰不多，大便不干，苔较厚微黄，脉略弦。

辨证：中焦湿热证。

治则：清中化湿。

处方：清中化湿汤加减。清半夏 10g，陈皮 10g，茯苓 20g，枳实 10g，竹茹 10g，远志 10g，石菖蒲 12g，郁金 10g，黄芩 10g，栀子 10g，甘草 6g。6 剂，水煎服，每日 1 剂。

二诊：1991 年 5 月 6 日。6 剂后言语较前好转，能听清楚，仍感舌前部活动不灵，其他均正常，舌质略暗，苔白根厚乏津，脉弦滑。继用上方改黄芩为 12g，去竹茹，加淡竹叶 6g。6 剂，水煎服，每日 1 剂。

三诊：1991 年 5 月 14 日。说话有好转，苔渐转薄，脉弦涩。初诊方加川芎 10g，6 剂，水煎服，每日 1 剂。

四诊：1991 年 5 月 21 日。初诊方加苍术 12g，6 剂，水煎服，每日 1 剂。

按语：现代疾病纯虚证已不多，生活条件改善，大多患者兼湿兼热。痰湿困阻，上犯清窍，导致言语不利，痰浊郁久则易化热，治疗时除清利痰湿，还要兼顾清热。

医案三

患者：秦某，男，27 岁，1990 年 10 月 6 日初诊。

现病史：患者右侧面瘫，麻木，口角向左歪，右眼裂变小，喝水漏水已 5 天。口干，能饮，痰不多，头略晕，耳不鸣，饮食可，脘不满，患侧面部出汗正常，冷热感正常。舌苔白粘稍厚，质可，脉略沉弦，二便正常，已理疗治疗 3 天。

辨证：阳明经痰浊瘀阻受风。

治则：祛风化痰，通络止痉。

处方：牵正散合玉真散加减。白附子 10g，白僵蚕 10g，全蝎 10g，制南星 10g，天麻 10g，防风 10g，白芷 6g，白芥子 10g。3 剂，水煎服，每日 1 剂。

二诊：1990 年 10 月 9 日。右面部略痛，眼周、口唇麻木较其他部位稍重，苔薄白，脉弦。上方改天麻为 12g，白附子为 12g，全蝎为 12g，3 剂，水煎服，每日 1 剂。

三诊：1990 年 10 月 12 日。右侧面部疼痛消失，唇仍麻，纳可，口干，苔稍厚，脉弦。上方去白芷、白芥子，加陈皮 10g，黄芩 10g，地龙 10g。4 剂，水煎服，每日 1 剂。

四诊：1990 年 10 月 16 日。药物结合理疗后症减，口干，苔白厚，脉弦。处方：清半夏 10g，陈皮 10g，茯苓 20g，石菖蒲 10g，黄芩 10g，栀子 10g，川芎 12g，白附子 10g，白僵蚕 10g，全蝎 10g，地龙 10g，天麻 10g。3 剂，水煎服，每日 1 剂。

五诊：1990 年 10 月 19 日。口眼歪显减，口干减，心略慌，脉弦略数，苔较厚微黄。上方 4 剂，水煎服，每日 1 剂。

药后病愈。

按语：太阳外中于风，阳明内蓄痰浊，风痰循经阻于头面经络，则经隧不利，筋肉失养，缓而不用，加之无邪之侧，气血运行通畅，牵引筋肉之缓侧，故见口眼㖞斜。辨为阳明经痰浊瘀阻受风，治宜祛风化痰，通络止痉，方予牵正散合玉真散加减。患者在四诊症状减轻，但口干，苔白厚的症状持续存在，第五诊苔厚微黄，乃湿邪一直停滞未去，久则瘀而化热，出现湿热之象，心慌，脉弦数亦为佐证，故在牵正散的基础上加清中化湿汤加减，增强燥湿化痰之力。

 医案四

患者：刘某某，女，39岁，1995年2月3日初诊。

现病史：患者理发后出现面部发紧不适，稍麻，左颧部肌肉时振跳，已近10天。苔薄白，质可，脉可。

辨证：阳明受风。

治则：散风通络。

处方：九味羌活汤合牵正散加减。羌活10g，防风10g，白芷10g，制南星10g，白附子12g，白僵蚕10g，甘草10g，川芎10g，荆芥10g，菊花10g。4剂，水煎服，每日1剂。

二诊：1995年2月16日。服上药后，左颧肌肉振跳消失，恶风，遇冷时面仍有跳感，现局部有皮紧感，口中无异常感觉，舌质淡齿痕，舌根苔薄白，脉弦。上方去制南星，加当归10g，改白僵蚕为12g。4剂，水煎服，每日1剂。

按语：头为诸阳之会，头面部主要分布的是手足阳经，其中手、足阳明经行于面部、额部。本案患者面部紧麻不适提示阳明经络感受风邪，故以祛风药为主，佐以通络之品。

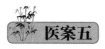

医案五

患者：汤某某，男，53岁，1991年6月25日初诊。

现病史：右上肢麻4个月。口不干苦，烧心，吐痰多。苔略黄腻厚，脉弦。大便常干。

辨证：痰热阻络证。

治则：清热化痰通络。

处方：清中化湿汤加减。清半夏10g，陈皮10g，茯苓20g，枳实10g，石菖蒲10g，郁金10g，黄芩10g，栀子10g，地龙10g，丹参12g，甘草6g。6剂，水煎服，每日1剂。

二诊：1991年7月2日。右上肢麻减，次数减少，余同上，苔较黄厚，脉右弦滑，左弦。大便干。上方改地龙为12g、丹参为15g。10剂，水煎服，每日1剂。

三诊：1991年7月17日。右前臂时麻，夜麻较显。头稍晕，晨食欲差，脘不满，烧心几除，痰减少，苔略黄厚，脉弦。大便不干，眠尚可。血压170/110mmHg。上方加远志10g，改石菖蒲为12g，地龙为12g。10剂，水煎服，每日1剂。

四诊：1991年8月1日。右前臂麻减，头发憕，纳略差，晨口涩，略烧心，眠略好，吐痰多，苔薄黄，脉弦略滑。大便稍干。血压160/100mmHg。上方去丹参、甘草，加川

牛膝 20g，钩藤 20g（后下），天麻 10g。10 剂，水煎服，每日 1 剂。

五诊：1991 年 8 月 14 日。上症尚在，夜卧时右前臂麻稍显，苔黄厚腻，脉弦。大便不干。近服降压灵，血压 150/100mmHg。8 月 1 日方改清半夏为 12g，陈皮为 12g，黄芩为 12g，加苍术 10g。10 剂，水煎服，每日 1 剂。

六诊：1991 年 8 月 30 日。右上肢麻显减，前几天牙痛，服西药后烧心，苔厚腻微黄，脉弦。大便正常。血压 160/90mmHg。上方改苍术为 12g。10 剂，水煎服，每日 1 剂。

七诊：1991 年 9 月 25 日。药后症显减，停药。前因饮酒后右上肢又作麻，吐痰较多，略烧心（已 10 多年），苔黄厚，质稍红，脉略弦。大便稍干，小便可。前几天测血压 160/100mmHg。上方改苍术为 15g。10 剂，水煎服，每日 1 剂。

八诊：1991 年 10 月 6 日。右前臂、右手麻，夜右卧时麻减，前几天血压 180/110mmHg，已服降压灵。口黏，黏痰较多，脘不满，食欲可，苔黄较厚，脉弦，大便不干。头稍晕，略头痛，夜卧时失眠多梦。血压 168/90mmHg。处方：天麻 10g，钩藤 30g（后下），栀子 10g，黄芩 10g，川牛膝 25g，石决明 30g，桑寄生 10g，夜交藤 12g，茯苓 20g，莱菔子 12g，地龙 12g，陈皮 10g。10 剂，水煎服，每日 1 剂。

九诊：1991 年 10 月 26 日。右前臂麻显减，吐痰多，纳可，根苔略黄厚，口不干，眠略好，脉弦。血压 150/90mmHg。上方去桑寄生、夜交藤，加清半夏 10g，远志 10g，石菖蒲 12g。10 剂，水煎服，每日 1 剂。

十诊：1991 年 11 月 29 日。头晕痛已很轻，右臂麻已轻，吐痰减少，近来鼻干，眠好转，苔较黄厚，脉弦略沉。大便稍干。近服复方降压片 2 片，每日 3 次，血压 142/88mmHg。处方：清半夏 10g，陈皮 10g，茯苓 20g，枳实 10g，竹茹 12g，黄芩 10g，栀子 10g，远志 10g，石菖蒲 12g，地龙 12g，川牛膝 20g，桑白皮 12g。7 剂，水煎服，每日 1 剂。

按语：中风一病，现代医学谓脑血管病变，或出血，或阻塞，俗医相袭，多用活血化瘀法，不知亦有痰热所致者。《丹溪心法》曰："中风大率主血虚有痰，治痰为先，次养血行血。或属虚，挟火与温，又须分气虚血虚。半身不遂，大率多痰，在左属死血瘀血，在右属痰有热，并气虚。"本案据患者痰多苔黄腻可知右上肢麻实由痰热阻络所致，故治以清化痰热为主，佐以通络。方以半夏、陈皮、茯苓、石菖蒲化痰，枳实、郁金理气，黄芩、栀子清热，地龙、丹参活络，甘草调和诸药，方合病机，故取佳效。

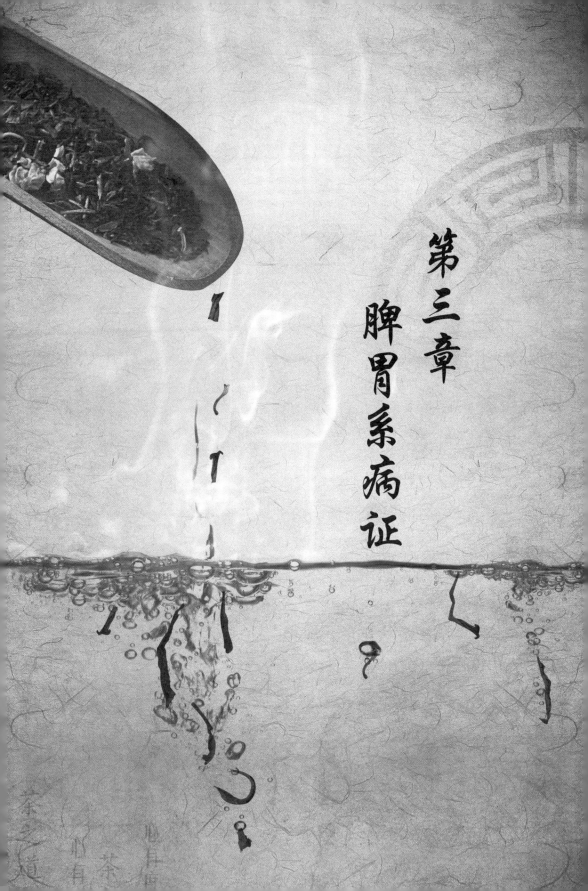

第三章

脾胃系病证

第一节 胃痛

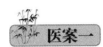 医案一

患者：袁某，女，48岁，1988年11月21日初诊。

现病史：患者胃脘空腹作痛1周余。有凉感，轻度胃酸。口略干，平素足凉，腰时酸，大便数天1次，舌质正常，舌苔薄白满布，脉弦略沉。

辨证：虚寒胃痛证。

治则：温阳散寒补脾。

处方：四君子汤合良附丸加减。党参10g，茯苓12g，白术10g，附子10g，高良姜10g，香附6g，青皮10g，当归10g，白芍20g，桂枝10g，川椒6g，甘草10g。2剂，水煎服，每日1剂。

二诊：1988年11月23日。前天胃未痛，昨晚痛作，口不干，略烧心，目略涩疲劳，苔白较厚，脉弦细，口干。辨证为肝胃虚寒证。处方：高良姜10g，香附10g，陈

皮 10g，木香 10g，青皮 10g，当归 10g，干姜 10g，枸杞 12g，仙茅 12g，淫羊藿 15g，甘草 10g，苍术 10g。3 剂，水煎服，每日 1 剂。

三诊：1988 年 11 月 26 日。胃痛显减，舌苔稍厚微黄，脉弦细。原方 3 剂，水煎服，每日 1 剂。

四诊：1988 年 11 月 30 日。近几日胃痛未作，饭前稍感不适，未觉凉，舌苔薄白，脉弦细，药前数天大便 1 次，药后大便日 1 次。上方 6 剂，水煎服，每日 1 剂。

五诊：1988 年 12 月 6 日。近来胃痛未作，昨微有痛感，腹凉已不明显，腰微痛，苔薄白，脉较前柔和。上方 9 剂，水煎服，每日 1 剂。

六诊：1988 年 12 月 15 日。下午偶微感胃脘不适，稍有烧心，口不干，体重有增，舌苔薄微黄，舌质正常，脉略弦，二便正常。上方 6 剂，水煎服，每日 1 剂。

七诊：1989 年 1 月 7 日。症不显，苔薄白，脉略弦，目略涩，腹无凉感，3 日大便 1 次，稍干。腰不痛。上方继服 6 剂，水煎服，每日 1 剂。

八诊：1989 年 1 月 18 日。近几日半晌时胃中略不适，脉弦。上方 6 剂，水煎服，每日 1 剂。

九诊：1989 年 1 月 25 日。近 1 周又感胃脘痛。饭前发作，昨日服药后心慌，今日心慌轻。舌苔较厚微黄，舌质可，脉弦略数，略胸闷心烦。处方：柴胡 15g，白芍 10g，枳实 10g，延胡索 10g，川楝子 10g，甘草 10g，栀子 10g。2 剂，水煎服，每日 1 剂。

十诊：1989 年 1 月 27 日。胃脘痛减轻，舌苔较厚微黄，脉稍弦。原方加陈皮 10g，继续 3 剂，水煎服，每日 1 剂。

十一诊：1989 年 1 月 30 日。胃痛显减，略烧心，舌苔较厚微黄，脉弦，大便正常。上方加苍术 10g，改甘草 6g，继服 4 剂，水煎服，每日 1 剂。

按语：本案辨证为肝胃虚寒证。脾胃伤于寒湿，致气机壅滞。遣方用药时用行气药配伍温中之品，兼补益脾肾。

医案二

患者：郝某，男，40 岁，1989 年 2 月 17 日初诊。

现病史：患者空腹时脘部烧灼感，有沉重感，喜凉食，口不干，食欲减，食后脘无不适，乏力，呃逆嗳气，舌苔薄白，质正常，脉虚弦，左沉，大便干。

辨证：肝气内郁，胃有虚热，脾气虚证。

治则：健脾理气和胃。

处方：六君子汤加减。党参 12g，茯苓 20g，白术 10g，陈皮 10g，清半夏 10g，青皮 10g，炒麦芽 12g，炒神曲 12g，炒山楂 12g，莱菔子 10g，槟榔 12g，甘草 6g。2 剂，水煎服，每日1剂。

二诊：1989年2月20日。药后症减，食欲好转，脘有沉重感，口干，大便不干，晨口苦，苔稍厚，脉弦。处方：柴胡15g，白芍12g，枳实10g，青皮10g，生麦芽15g，黄芩10g，甘草6g。2剂，水煎服，每日1剂。

三诊：1989年2月22日。烧灼感偶作，脘内沉重感减轻，食欲可，咽干，口苦减，苔略白厚，左脉弦，右脉略弱弦。方药用平胃散合温胆汤加减。苍术10g，川朴10g，陈皮10g，清半夏10g，茯苓20g，枳实10g，黄芩10g，栀子10g，生麦芽15g，甘草6g。3剂，水煎服，每日1剂。

四诊：1989年2月25日。上症减，苔稍厚，微黄，脉弦。辨证治则同上，方药选2月22日方加木通10g，青皮10g，改苍术12g。5剂，水煎服，每日1剂。

五诊：1989年3月2日。大便正常，规律，苔稍厚白，脉弦略沉，脘沉感消失。辨证治则同上。方药选用2月25日方去木通。5剂，水煎服，每日1剂。

六诊：1989年3月7日。药后平妥，身乏力，舌质正常，苔薄白，脉弱，左脉细弦，继用上方，加党参12g，3剂，水煎服，每日1剂。

七诊：1989年3月10日。药后症消除，改服清中化湿丸善后。

按语：本病属虚实夹杂，治当分清主次，首诊时脾虚为主，兼有胃阴虚内热之象，但脉虚中弦沉，时逆气，辨为肝郁于里，故治以健脾和胃为主，同时注意疏解肝郁，调理气机，药后诸症缓解，病渐愈。后期以清中化湿丸善后。

医案三

患者：华某，男，61岁，1989年2月22日初诊。

现病史：患者胃脘痛2个月余，拔牙后渐起，自言以往有胃炎病史，饮酒则痛止。现痛后饮酒可暂止，食欲减，口略干，脘时满，心不烦，眠可，大便稍干，小便无异常。舌苔厚腐略黄，舌质正常，脉弦数，右脉重按力减。

辨证：湿热阻中证。

治则：清化湿热。

处方：清中化湿汤加减。清半夏12g，陈皮10g，茯苓20g，苍术10g，川朴10g，枳实12g，黄芩10g，栀子10g，木通10g，葛根15g，甘草6g，延胡索10g，川楝子10g。3剂，水煎服，每日1剂。

二诊：1989年2月25日。1剂后痛即止，食欲好转，2、3剂后效差，但痛较药前减轻，眠差，脘痞，嗳气较多，苔厚稍黄，脉弦滑数，大便已不干。辨证治则同上，方药选2月22日方改苍术为12g，栀子为12g，延胡索为12g，川朴为 12g，加莱菔子 15g。3 剂，水煎服，每日 1 剂。

三诊：1989 年 2 月 28 日。药后症显减，昨日已不感脘痞，今晨稍痞，苔黄厚，脉弦滑略数（一息五至），大便稍干，辨证治则同上，上方 3 剂，水煎服，每日 1 剂。

四诊：1989 年 3 月 5 日。脘略痞，隐痛，眠时差，嗳气，苔厚腻微黄，脉弦滑略数，大便稍干，辨证治则同上，方药选 2 月 28 日方去葛根，加大黄 5g。3 剂，水煎服，每日 1 剂。

五诊：1989 年 3 月 8 日。药后腹泻，每日 3 次，脘已不痞，隐痛，眠可，嗳气，食欲差，苔黄厚腻，脉弦滑数（一息五至）。处方：苍术 12g，厚朴 12g，陈皮 10g，清半夏 12g，茯苓 30g，枳壳 10g，黄芩 10g，栀子 10g，木通 10g，莱菔子 15g，焦三仙各 12g，甘草 6g。3 剂，水煎服，每日 1 剂。

按语：胃痛的治疗，以理气和胃止痛为基本原则，旨在疏通气机，恢复胃腑和顺通降之性，通则不痛，从而达到止痛的目的。胃痛属实者，治以祛邪为主，根据寒凝、食停、气滞、郁热、血瘀、湿热之不同，分别用温胃散寒、消食导滞、疏肝理气、泄热和胃、活血化瘀、清热化湿诸法；属虚者，治以扶正为主，根据虚寒、阴虚之异，分别用温中益气、养阴益胃之法。虚实并见者，则扶正祛邪之法兼而用之。

本案患者虽病久，但从其首诊症状及舌脉来看，病仍属实证，治疗遵其实证治疗原则给予清热化湿止痛之法，痛易止，湿难去，后期以化湿健脾为主。

医案四

患者：盖某，男，46岁，1991年4月16日初诊。

现病史：食欲差，脘内烧灼，口中黏腻，大便不干，小便偶有灼热感，苔较厚，褐，脉弦。

辨证：中焦湿热证。

治则：清化中焦湿热。

处方：清中化湿汤加减。苍术10g，厚朴10g，陈皮10g，清半夏10g，茯苓20g，枳实10g，黄芩10g，栀子10g，木通10g，甘草6g。3剂，水煎服，每日1剂。

二诊：1991年4月19日。脘内未热，纳差，苔黄褐略厚，脉弦。上方改苍术为12g、厚朴为12g、陈皮为12g、清半夏12g。4剂，水煎服，每日1剂。

按语：本例患者根据脉症辨为中焦湿热证，治宜清化中焦湿热，方选清中化湿汤，脘胀痛者加木香、莱菔子以行气止痛。早年加木通以便湿热从小便出，后有报道木通致肾衰竭者（后澄清为关木通所致），遂不用。且因木通苦寒易致败胃，故以后亦很少用之，但有小便亦湿热者，

明理辨证——谷越涛医案选

仍可用。

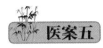 **医案五**

患者：刘某某，男，24岁，1991年4月6日初诊。

现病史：患者脘痛，食后发作，已3年，每月余发作1次，痛时恶心呕吐黏沫，需止痛针，不呃逆嗳气，不心烦，大便不干不黑。纳可。舌苔薄白，脉弦。

辨证：肝木乘脾证。

治则：抑木扶土。

处方：痛泻要方加减。陈皮10g，白芍20g，防风6g，白术10g，延胡索10g，川楝子10g，清半夏10g，茯苓20g，甘草6g。3剂，水煎服，每日1剂。

按语：该患者因土虚木乘，肝脾不和，脾运失常，则腹痛。选方痛泻要方为主方，方中白术苦甘而温，补脾燥湿以培土，为君药。白芍酸寒，柔肝缓急以止痛，为臣药。二药配伍，可于土中泻木。陈皮理气燥湿，防风合白芍以助疏散肝郁，且合白术鼓舞脾之清阳。全方共奏补脾胜湿、柔肝理气之效。

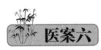 **医案六**

患者：曹某某，男，60岁，1995年1月10日初诊。

现病史：患者脘时痛，痛则恶心、呕吐，已5天，平时胃酸多，口不干，头不晕，大便可，舌苔稍白厚，脉弦。

辨证：湿阻中焦证。

治则：理气化湿，和中止痛。

处方：温胆汤合痛泻要方加减。清半夏10g，陈皮12g，茯苓20g，枳实10g，竹茹10g，白芍20g，防风6g，白术10g，苍术10g，川朴10g，甘草6g。3剂，水煎服，每日1剂。

二诊：1995年1月13日。痛时未恶心，舌苔略黄厚，脉弦略滑，大便可，眠差。上方改苍术为12g，川朴为12g。4剂，水煎服，每日1剂。

按语：《素问·六元正纪大论》曰："木郁之发，民病胃脘当心而痛。"《四明心法·吞酸》曰："凡为吞酸尽属肝木，曲直作酸也。"胃痛的病因主要有寒邪客胃、饮食伤胃、肝气犯胃、脾胃虚弱等。患者恶心、呕吐、舌苔稍白厚，说明体内有痰湿之证，由脾失健运，湿邪凝聚，气机阻滞，郁积而成；胃酸过多，脉弦，说明有肝郁之证，是由土虚木乘，脾受肝制，升降失常而致。故选用温胆汤合痛泻要方加减，理气化湿，补脾柔肝，和胃止痛。

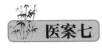

医案七

患者：冀某某，女，27 岁，1995 年 2 月 7 日初诊。

现病史：患者食后胃脘痛 1 年多。食欲可，无胀满，近来逆气，口不干，有时口苦，身感乏力，头不晕，无心慌胸闷，咽部微痛，有白痰，胃中怕凉，甲状软骨处按痛，舌苔薄白，质可，脉弦略细，大便不干，小便正常，月经有时延期，量稍多，末次月经持续半个月，经期腰痛。3 个月前做钡透示胃下垂。曾服补中益气丸，药后神疲乏力有好转，脉略沉，略细微弦。

辨证：脾气虚证。

治则：补中益气，和胃止痛。

处方：补中益气汤加减。党参 10g，茯苓 15g，白术 12g，陈皮 10g，桔梗 6g，黄芪 20g，升麻 6g，柴胡 6g，当归 10g，炒三仙各 12g，甘草 6g，桂枝 10g。3 剂，水煎服，每日 1 剂。

二诊：1995 年 2 月 10 日。食后胃脘痛显减，甲状软骨处按痛减，苔薄黄，脉寸略沉弱，二便可。上方 4 剂，水煎服，每日 1 剂。

三诊：1995 年 2 月 17 日。进食后胃脘痛较前几天稍重，咽痛已不显，甲状软骨处按之疼痛不显，乏力有好转，多梦，苔白，质可，脉右较沉细，左略弦细。大便可，有时消化不良。处方：生黄芪25g，白术12g，陈皮10g，升麻6g，柴胡6g，茯神20g，党参10g，当归10g，桔梗10g，黄芩10g，甘草6g，炒麦芽15g。9剂，水煎服，每日1剂。

按语：本案用补中益气汤加减，主治胃下垂等气虚下陷诸证。脾胃虚则中气亦虚，摄纳不力，升举无能，清阳不升，中气下陷，故有胃下垂的症状。本方一则补气健脾以治气虚之本，二则升提下陷阳气以求浊降清升，脾胃和，水谷精气生化有源，脾胃气虚诸证皆可治愈。

医案八

患者：刘某某，女，28岁，1991年4月13日初诊。

现病史：患者近感胃脘时满痛，腰有时粗胀感，口干，时心烦，食欲差，大便不干，小便正常。苔稍黄厚，质略暗，脉略弦。

辨证：冲带瘀阻证。

治则：理气活血利水。

处方：桂枝茯苓丸加减。茯苓30g，牡丹皮10g，赤芍12g，桃仁10g，泽兰15g，泽泻12g，川牛膝15g，栀子10g，郁金10g，香附10g，枳实10g。6剂，水煎服，每日1剂。

二诊：1991年4月30日。药后症显减，停药下肢又胀，无凹陷，腰胀已祛，苔薄白，脉弦涩。上方7剂，水煎服，每日1剂。

三诊：1991年5月7日。仍感下肢胀，有时麻，无冷热，饮食正常，口不干，心不烦，苔薄黄，脉弦涩。大、小便正常。有时脘痛。1周前行经，1天净，量少色黑，经前腹痛。上方改牛膝为20g，桃仁为12g。7剂，水煎服，每日1剂。

四诊：1991年5月14日。下肢仍胀微肿，腿未麻，近因劳累腰痛，苔根稍黄薄，质略暗，脉弦涩。上方加薏苡仁20g。7剂，水煎服，每日1剂。

五诊：1991年5月21日。下肢晨肿稍重，苔薄白，脉弦涩。上方6剂，水煎服，每日1剂。

六诊：1991年5月28日。腿肿胀已不显，月经来潮1天净，已过去，色黑减，血块不多，经后腰略痛，苔薄，脉弦涩减。上方改薏苡仁为30g。6剂，水煎服，每日1剂。

按语：《针灸大成》记载："带脉者，起于季胁，回身一周。其为病也，腹满，腰溶溶如坐水中。"冲脉又为血海，故冲带两脉瘀阻则胃脘满痛、腰胀粗、下肢肿诸症丛生。方选桂枝茯苓丸减桂枝化裁，以牡丹皮、赤芍、桃仁、川牛膝活血，血不利则为水，以茯苓、泽泻、薏苡仁利水，泽兰水血并祛，血水不利则碍气行，以郁金、香附、枳实理气，栀子兼清郁热，诸药并用使得血活、水利、气行、热清，则诸症得减，病情好转。

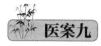

医案九

患者：魏某，男，8岁，1991年12月2日初诊。

现病史：患者胃脘发作性疼痛20多天，近几天时而发作，痛时脘胀满，得温热痛减，略逆气，食欲正常，与饮食无关，无吐酸烧灼感，晨起、午前、下午4~5点疼痛稍重，重按、生气皆胀。大、小便正常。苔薄白，质可，脉略弦。

辨证：寒气滞证。

治则：温胃散寒理气。

处方：良附丸加味。高良姜10g，陈皮10g，香附10g，木香10g，青皮10g，当归10g，干姜6g，莱菔子15g。2剂，水煎服，每日1剂。

二诊：1991年12月3日。2剂后胃脘痛减，今晨胃脘未痛，苔薄白，脉可。上方2剂，水煎服，每日1剂。

三诊：1991年12月4日。2剂后胃脘痛未作，苔薄润，质略嫩，脉可。大便稍稀，每日1次。逆气除。上方加白术10g以助健运。6剂，水煎服，每日1剂。

按语：本案患者胃脘疼痛伴胀满提示气滞，得温热痛减提示有寒，故以理气散寒为法，方选良附丸加味。良附丸出自《良方集腋》，原书记载此方"治心口一点痛，乃胃脘有滞，或有虫，多因恼怒及受寒而起，遂致终身不瘥，俗云心头痛者非也"。胃痛属寒邪客胃者常选用此方。

医案十

患者：王某，男，44岁，1999年5月29日初诊。

现病史：患者于今年2月份开始出现胃脘胀满时痛，食欲略差，食后脘胀痛，时痛，脘内烧灼感，矢气较前减少，不吐酸，口干，咽干，口苦，大便干，2日1次。舌苔薄白，舌质稍红，脉弦。

辨证：胃肠气滞不畅证。

治则：理气止痛消痞。

处方：二陈汤加味。茯苓15g，清半夏10g，陈皮10g，连翘10g，莱菔子15g，炒麦芽15g，炒神曲15g，山楂15g，枳实10g，厚朴10g，大黄5g，槟榔15g。3剂，水煎服，每日1剂。

二诊：1999年6月1日。脘胀痛减，脘内灼热感减，仍口干苦，服药后大便溏，每日2～3次，舌苔脉象同前。上方去大黄，3剂，水煎服，每日1剂。

三诊：1999年6月5日。胃脘痛稍减，午后仍胀满，伴烧灼感，口干减，仍口苦，略恶心，大便日行1次，稍稀，苔薄白，脉略弦细。治则为理气止痛消胀。处方：清半夏 10g，陈皮 10g，茯苓 20g，枳实 10g，竹茹 10g，木香 10g，延胡索 10g，川楝子 10g，炒三仙各 12g，莱菔子 12g，生甘草 6g。4 剂，水煎服，每日 1 剂。

四诊：1999 年 6 月 9 日。胃脘痛止，口干不显，胃脘烧灼感减轻，大便已不稀。苔薄白，脉左虚弦，右弦细。上方 3 剂，水煎服，每日 1 剂。

按语：老子曰："多言数穷，不如守中。"在脾胃病调理中尤其要注意对中焦的固护。二陈汤中清半夏、陈皮、茯苓三味药理气和中，其他药味调整变动，而这三味药则贯穿治疗的始终，患者初诊胃肠气滞不畅，且有明显的胃肠道积滞，故加用焦三仙化胃积、小承气汤联合槟榔攻肠积，二诊大便溏，遂去大黄，缓和泄下之力。三诊胃肠道积滞已清，则停用泄下药物并在守中的基础上加用理气活血止痛之品，如此层层递进，先清后理，收到满意疗效。

医案十一

患者：王某，男，1989 年 11 月 9 日初诊。

现病史：患者胃脘内烧灼隐痛，咽略干，脘不胀，苔较黄厚，舌质略红，脉数（一息五至），略弦。大便稍干，小便可。

辨证：湿热内阻证。

治则：清热利湿证。

处方：清中化湿汤加减。苍术 10g，川厚朴 10g，陈皮 10g，清半夏 10g，茯苓 20g，枳实 10g，竹茹 10g，黄芩 10g，栀子 10g，延胡索 10g，川楝子 10g，生甘草 6g。3 剂，水煎服，每日 1 剂。

二诊：1989 年 11 月 18 日。胃痛减轻，食欲略差，略烧心，较前减轻。舌苔薄黄腻润，脉略数，大便不干。上方 5 剂，水煎服，每日 1 剂。

按语：清中化湿汤针对临床常见的中焦湿热证，融合二陈汤、平胃散，清化中焦湿热而不局限于中焦，燥湿化痰、清热散结、理气和中，对于湿热内阻证有较好的疗效。

医案十二

患者：袁某，女，46 岁，1993 年 3 月 24 日初诊。

现病史：空腹胃脘痛略胀 1 周，食后痛渐缓解，逆气，近日口干，脘内无凉感，痛时脘内灼热感，头略晕，大便正常，项有疲累感，胸上部隐痛，舌苔薄白，质可，脉稍弦。

辨证：脾虚气滞证。

处方：四君子汤加减。党参 10g，茯苓 15g，白术 10g，陈皮 10g，炒麦芽 12g，青皮 10g，瓜蒌 15g，枳壳

10g，甘草 6g。3 剂，水煎服，每日 1 剂。

二诊：1993 年 4 月 12 日。药后脘痛止，现脘部闷沉，按之隐痛，胸稍闷，胸上部隐痛，左乳腺增生发胀，鼻口略干，纳可，苔薄白，质可，脉稍弦，心烦不显，大便有时稍干，月经基本正常，稍延期，有血块，足冷易畏寒。处方：柴胡 12g，白芍 10g，枳实 10g，瓜蒌 15g，薤白 10g，香附 10g，郁金 10g，炒麦芽 12g，青皮 10g，党参 10g，白术 10g，甘草 6g。3 剂，水煎服，每日 1 剂。

三诊：1993 年 4 月 17 日。现胸痛，胃上脘满胀，隐痛按之为甚，胸部闷痛，舌质略淡，苔薄白，脉弦细。继用上方去瓜蒌、薤白，加茯苓 15g，延胡索 10g，山楂 15g，川芎 10g。3 剂，水煎服，每日 1 剂。

四诊：1993 年 5 月 9 日。胸部时隐痛，略胸闷，小腹略胀痛，苔薄白，脉略弦。给予七制香附丸治疗。

按语：本案患者初为脾虚气滞证，用四君子汤加行气化滞药物治疗，药后脘痛止。二诊，患者左乳腺增生发胀，乳癖由于肝郁气滞，脾失健运，痰浊内生，气血瘀滞，易肝郁痰凝瘀血阻于乳络而致，故改用疏肝解郁、理气止痛的药物。方随证转，则能药到病除。

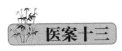

医案十三

患者：钱某某，女，38 岁，1995 年 3 月 10 日初诊。

现病史：患者脘痛、恶心 14 天，来诊前因外感致身时恶寒，头略晕，前额痛，口苦，咽干，心烦，食欲不振，脘稍痛，连项背部，时心慌。苔薄白，根部稍黄厚，质可，脉略沉弦数（一息五至）。二便可，月经平时周期基本正常，本次月经刚过，持续 5 ~ 6 天净，月经如期。查心电图示：①窦性心动过速；②可疑 ST 改变。

辨证：热入血室证。

治则：和解少阳。

处方：小柴胡汤加减。柴胡 15g，清半夏 12g，党参 10g，黄芩 12g，甘草 6g，生姜 3 片，枣 2 枚。4 剂，水煎服，每日 1 剂。

按语：本案为小柴胡证，小柴胡汤以往来寒热，胸胁苦满，默默不欲饮食，心烦喜呕，口苦，咽干，目眩，舌苔薄白，脉弦者为辨证要点。《删补名医方论》曰："木受邪则妨土，故不欲食；胆为阳木而居清道，为邪所郁，火无从泄，逼炎心分，故心烦；清气郁而为浊，则成痰滞，故喜呕；呕则木火两舒，故喜之也。此则少阳定有之证。……方是小柴胡证。"

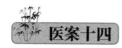

医案十四

患者：向某某，女，25 岁，1995 年 3 月 16 日初诊。

现病史：患者剑突处上脘痛胀 2 月余。外感后渐引起食欲差，夜口干，喜凉食，心烦，逆气，稍心慌，舌苔薄，舌中部少苔，脉略弦（一息四至以上），大便常干，小便可，白带多，腰略酸痛。月经 40 天未至，心律心音可。

辨证：肝气犯胃证。

治则：疏肝解郁，理气止痛。

处方：四逆散加减。柴胡 12g，白芍 12g，枳实 12g，栀子 6g，延胡索 10g，川楝子 6g，木香 6g，莱菔子 12g，甘草 6g。6 剂，水煎服，每日 1 剂。

按语：胃痛，又称胃脘痛，是以上腹部胃脘部近心窝处疼痛为主症的病证。《沈氏尊生书·胃痛》曰："胃痛，邪干胃脘病也。……唯肝气相乘为尤甚，以木性暴，且正克也。"本案患者剑突处上脘痛胀 2 个月余，辨病为胃痛，辨证为肝气犯胃证。肝性喜条达而主疏泄，若忧思恼怒，则气郁而伤肝，肝木失于疏泄，横逆犯胃，致气机阻滞，而发生胃痛。选用四逆散加理气止痛药物，疏肝理气则胃痛自除。

第二节　吐酸

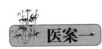

医案一

患者：吴某，男，27 岁，1990 年 10 月 11 日初诊。

现病史：吐酸烧心 3 年，每吐酸时身冷寒战，脘胀，口苦，不吐痰，心时烦，口糜。苔白厚，舌质暗红，脉弦略滑，大便干，小便略黄。

辨证：湿浊内郁证。

治则：燥湿运脾，行气和胃，疏肝理脾。

处方：清中化湿汤合四逆散加减。柴胡 15g，白芍 10g，枳实 10g，苍术 10g，川朴 10g，陈皮 10g，清半夏 10g，茯苓 15g，黄芩 10g，栀子 10g，生甘草 6g。5 剂，水煎服，每日 1 剂。

二诊：1990 年 10 月 16 日。脘内烧灼减，吐酸消失，身阵冷已不明显，口苦，苔黄厚，脉弦略滑，脘略胀，纳增，大便已不干。上方 5 剂，水煎服，每日 1 剂。

按语：患者肝气郁结，疏泄失常，木来乘土，脾失健运，胃失和降，则吐酸，烧心；脉弦亦主肝郁；湿邪困脾，气机失畅，则见脘腹胀满；苔白厚，脉略滑，皆为湿邪困阻之象。辨为湿浊内郁证，方予清中化湿汤合四逆散加减，以燥湿运脾，行气和胃，疏肝理脾。

医案二

患者：郎某某，男，25岁，1995年3月14日初诊。

现病史：患者脘内热已1个月，由喝啤酒后消化不良渐引起，脘稍胀，有时隐痛，夜2～3点口干，食欲差，头额处活动时痛，心烦，舌苔黄厚，舌边有剥脱，质稍红，脉弦细，大便已不干，小便不黄。

辨证：痰湿内阻证。

治则：燥湿运脾，行气止痛。

处方：陈平汤加减。茯苓20g，清半夏12g，陈皮12g，连翘10g，莱菔子15g，槟榔20g，炒麦芽15g，苍术10g，枳实10g，川朴10g，黄芩10g，栀子10g。3剂，水煎服，每日1剂。

按语：脾主运化，喜燥恶湿，若湿浊困阻脾胃，运化失司，则食少乏味；湿阻气滞，则脘腹胀满，有时隐痛；舌质稍红，舌苔黄厚为湿热之象。陈平汤由二陈汤合平胃散组成，其中二陈汤偏燥湿化痰，平胃散偏行气和胃，加莱菔子、槟榔、炒麦芽行气消食除胀，黄芩、栀子清利湿热。诸药相合，可使湿浊得化，气机调畅，则诸症自除。

第三节　嘈杂

 医案

患者：王某，女，45岁，1996年4月4日初诊。

现病史：患者脘内热6～7天。外感后引起，口苦，脘内热，心略慌，食欲差，略心烦，舌苔稍黄厚，脉左关略弦滑，大便不干，小便可。

辨证：寒热互结之痞证。

治则：寒热平调，散结除痞。

处方：半夏泻心汤加减。清半夏10g，黄连6g，黄芩10g，干姜5g，党参6g，甘草6g。3剂，水煎服，每日1剂。

按语：患者外感后伤及脾胃，湿浊内生，升降失常，气机痞塞，则见脘内热、食欲差、口苦，正如《伤寒论》所述"伤寒五六日，呕而发热者，柴胡汤证具……但满而不痛者，此为痞，柴胡不中与之，宜半夏泻心汤"，故辨为寒热互结之痞证，方予半夏泻心汤加减，以平调寒热，散结除痞。

第四节　痞满

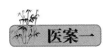

医案一

患者：李某某，女，38岁，1992年8月8日初诊。

现病史：乏力，食后脘胀，晨起眼泡微肿，腰痛，下午下肢微肿，口干能饮，略胸闷气短，近年月经量多，血块多，色略黑，头稍晕沉，无耳鸣，眠略差，舌苔薄白，质可，脉略弱，小便正常，大便时肠鸣，查尿常规：（－）。

辨证：脾气虚证。

治则：健脾益气。

处方：归脾汤加减。生黄芪15g，白术10g，陈皮10g，党参10g，当归10g，茯神15g，远志6g，酸枣仁15g，桂圆肉15g，甘草6g，车前子15g。2剂，水煎服，每日1剂。

二诊：1992年8月10日。上症均减，苔薄黄，脉略沉。上方改生黄芪为20g，桂圆肉为10g，去远志，加淫羊藿 12g、仙茅 10g。2 剂，水煎服，每日 1 剂。

三诊：1992 年 8 月 12 日。唯行走时腿乏力，腰痛，晨起疼作，下肢肿不明显，晨目涩，纳可，午后脘已不胀，胸闷气短消失，头沉消失，苔薄腻，脉虚。处方：黄芪 20g，白术 10g，陈皮 10g，党参 10g，当归 10g，茯苓 20g，淫羊藿 15g，仙茅 12g，川断 12g，车前子 15g，甘草 6g。2 剂，水煎服，每日 1 剂。

按语：该患者为脾虚日久者，导致肾阳不足，久不暖土引起者，故治当温肾暖土。

医案二

患者：孙某某，女，63 岁，1992 年 2 月 29 日初诊。

现病史：近半个月食欲不振，脘腹胀满，口干苦，心烦，心中热，时恶心，脐腹时痛，痛则欲便，逆气多，舌苔黄厚，脉弦，有胃炎史。

辨证：湿热中阻，肝木乘脾证。

治则：燥湿运脾，行气和胃。

处方：清中化湿汤加减。苍术 10g，厚朴 10g，陈皮 10g，清半夏 10g，茯苓 20g，枳实 10g，竹茹 12g，黄芩 10g，栀子 10g，莱菔子 15g，白芍 15g，青皮 12g。3 剂，水煎服，每日 1 剂。

二诊：1992 年 3 月 3 日。脘胀满，食欲好转，口黏，心烦减，心中热减，恶心止，逆气减少，脐腹时痛，痛则欲便，苔较前转薄，脉左弦，右脉虚，大便略稀。上方继服 3 剂，水煎服，每日 1 剂。

按语：《景岳全书·痞满》指出："凡有邪有滞而痞者，实痞也；无邪无滞而痞者，虚痞也。"痞满首辨虚实，此病案为湿热中阻，实者泻之，治以燥湿运脾，行气和胃。

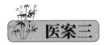

医案三

患者：高某，女，28 岁，1989 年 2 月 15 日初诊。

现病史：患者脘痞 2 个月余，乏力月余。2 个月前呕吐 1 次，脘痞。食欲差，食后脘满加重，脘下坠，口不干苦，下肢乏力明显，大便正常，烧心吐酸，逆气，晨起后肠鸣。苔薄白，舌质暗红，脉略弦。

辨证：脾气虚、肝木旺证。

处方：六君子汤加减。党参 12g，茯苓 20g，白术 12g，陈皮 10g，莱菔子 12g，炒麦芽 12g，焦山楂 12g，神曲 12g，甘草 6g，清半夏 10g，枳实 10g，竹茹 10g。3 剂，水煎服，每日 1 剂。

二诊：1989 年 2 月 18 日。脘痞消失，食欲好转，食后脘不胀，烧心吐酸消失，下肢乏力减，腿烦乱，舌苔根部稍厚，脉弦。处方予四逆散合四君子汤加减。柴胡 15g，白芍 12g，枳实 10g，党参 10g，茯苓 20g，白术 10g，青皮 10g，甘草 10g，炒麦芽 12g，焦山楂 12g，炒神曲 12g。3 剂，水煎服，每日 1 剂。

按语：《金匮要略·脏腑经络先后病脉证第一》曰："见肝之病，知肝传脾，当先实脾。"肝脾同病当辨虚实，抑或虚实兼夹。实可致虚，虚亦可致实，病程长短、病人体质差异均可使得病机发生变化。本案患者辨证为脾虚肝旺，气滞食积。首诊健脾益气，降逆止呕；二诊健脾益气消积，兼顾疏利肝气。

医案四

患者：相某，男，67 岁，1989 年 3 月 12 日初诊。

现病史：患者自春节出现脘痞胀，每凌晨 4 点前明显，食后约 1 小时渐胀，时嗳气，口中乏味，稍乏力，面色萎黄，大便常干。舌苔薄白，舌质可，脉左稍弱。

辨证：脾虚，肝郁气滞证。

处方：六君子汤加减。党参 10g，茯苓 15g，白术 10g，陈皮 10g，炒三仙各 12g，莱菔子 15g，青皮 10g，甘草 6g。4 剂，水煎服，每日 1 剂。

二诊：1989 年 3 月 16 日。症稍减，大便头稍干。

舌苔薄白少，左脉弦细。上方改党参为 12g，炒三仙各为 15g，白术为 12g，青皮为 12g。2 剂，水煎服，每日 1 剂。

三诊：1989 年 3 月 18 日。饮食正常，嗳气腐味消，大便头稍干。舌苔薄白，脉弦。上方加枳实 10g，竹茹 12g，清半夏 10g。4 剂，水煎服，每日 1 剂。

四诊：1989 年 3 月 21 日。昨日中午饮食不当引起腹胀逆气，今晨好转，夜 3 点后脘胀，苔薄黄，脉左弱，大便头稍干。处方：二陈汤加减。茯苓 15g，清半夏 10g，陈皮 10g，枳实 10g，莱菔子 15g，白术 12g，炒神曲 15g，山楂 15g，生代赭石 20g，党参 10g。3 剂，水煎服，每日 1 剂。

五诊：1989 年 3 月 26 日。体力精神好转，嗳气减轻，脉弦细，大便头稍干。上方加炒麦芽 15g，改党参为 15g。4 剂，水煎服，每日 1 剂。

六诊：1989 年 3 月 30 日。偶有腹胀，眠好转，苔薄白，脉弦略细，大便 2 日 1 次，头稍干，口略干。上方 5 剂，水煎服，每日 1 剂。

按语：本案为痞证，证属脾虚食积。病机为因实致虚，虚实兼夹。治则虚实兼顾，健脾消滞。四诊时患者又因食积致症状反复，以腹胀逆气为主症，改方二陈汤加减以行气降逆、健脾消积。

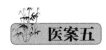

医案五

患者：王某某，女，67 岁，1989 年 4 月 4 日初诊。

现病史：腹胀，难进食，大便已六七日未下，小便有，神志渐不清，舌苔黄厚，前部擦后已剥退，心中热，生气后出现。脉象平。既往有咳喘病史。

辨证：阳明腑实证。

治则：通腑泄热。

处方：①大承气汤加减。大黄 6g（后入），芒硝 5g（烊化），枳实 10g，厚朴 12g。1 剂，水煎服，每日 1 剂。②郁李仁 30g。1 剂，水煎服，每日 1 剂，分次冲服。

二诊：1989 年 4 月 5 日。昨日肥皂水灌肠，下午 5 点服郁李仁，晚便出粪水，今日稍好。

三诊：1989 年 4 月 6 日。早服中药大承气汤一半，下午又服余一半，解大便 1 次，量多，便前难受，便后稍安。

四诊：1989 年 4 月 7 日。增液承气汤加枳实 10g。3 剂，水煎服，每日 1 剂。

五诊：1989 年 4 月 10 日。每次大便后出现肢体强硬或震颤，平时手指蠕动，口干能饮，舌红无苔，脉细，大便日一次，小便赤。辨证为阴虚风动。处方：生地 20g，麦冬 15g，白芍 20g，生牡蛎 20g，炙鳖甲 20g，炙甘草 10g。

1剂，水煎服，每日1剂。

六诊：1989年4月12日。昨肢颤减，腹胀不显，脸皮发干，昨日未大便，自觉心中热。上方加天花粉12g，2剂，水煎服，每日1剂。

七诊：1989年4月17日。腹已不胀，食欲可，大便日1次，质正常，现手臂时发紫，略头晕，耳鸣，面色赤、面热，胸中热，心烦，口干能饮，偶指颤，小便黄，时有黏痰，目时赤，鼻干面赤。胸腹起药疹3～4天，苔薄白，质稍暗红，脉浮大略数。辨证为阳郁亢于上，上焦郁热。处方予天麻钩藤饮加减。天麻10g，双勾10g，栀子10g，黄芩10g，怀牛膝15g，石决明20g，茺蔚子10g，赤芍12g，青皮12g。2剂，水煎服，每日1剂。

八诊：1989年4月19日。面赤显减，乏力明显，动则晕、喘，心慌，口干，心下满、微痛，压之重，饮不多，食欲好，时神乏，模糊不识人，手指时蠕，苔薄白，舌质可，脉已无浮滑大之势，左脉略沉弱。辨证为心下停饮，脾虚不运。处方予苓桂术甘汤加减。桂枝6g，白芍12g，茯苓20g，白术12g，甘草6g，党参10g，生姜3片。2剂，水煎服，每日1剂。

九诊：1989年4月21日。效不显，胸闷痛，食欲差，口干黏，进食时有时恶心，心中热，心烦，睡时额汗出，口苦。舌苔薄白剥，舌稍红，脉右寸关浮大，昨日大便正常，有时吐稠痰，今日未便，小便赤。辨证为胃阴虚。处方予沙参玉竹汤加减。沙参10g，桑叶6g，玉竹10g，白扁豆12g，麦冬12g，天花粉10g，竹茹12g，甘草6g，白芍12g，延胡索10g，川楝子10g。3剂，水煎服，每日1剂。

十诊：1989年4月24日。上症减，食欲好转，未盗汗，舌中前无苔，质红，根部薄白苔无根，脉略虚、结代，一息五至。大便稍干，小便赤。上方加太子参10g、五味子6g。2剂，水煎服，每日1剂。

十一诊：1989年4月27日。一般情况渐好，精神较好，颧红减，脘内略胀，有热感，口干不欲饮，鼻干鼻热，鼻内赤，略头晕，略腰痛耳鸣，大便昨日未下，小便略黄，舌根苔薄白，中前无苔，舌质可，脉右略虚大，左弦细。辨证为肺胃肾阴虚火旺。处方：生地15g，玄参12g，麦冬12g，地骨皮12g，知母10g，黄柏10g，桑白皮10g，天花粉10g，枸杞10g。4剂，水煎服，每日1剂。

十二诊：1989年5月8日。来人代诉，近几天足肿，大便干，小便略痛，腹略胀，食欲可，口干，面不红，略心慌，舌少苔，舌质暗红。辨证为胃阴虚，火偏旺。处方：玉竹10g，白扁豆12g，麦冬12g，天花粉12g，甘草6g，沙参10g，桑叶6g，桔梗10g，杏仁10g，泽兰12g。4剂，

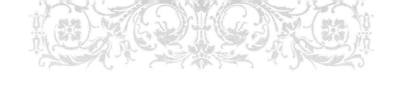

水煎服，每日1剂。

十三诊：1989年5月15日。其女来诉，足肿消，大便不干，口干，纳可，咳较多，有痰。停药观察。

按语：本案患者证属阳明腑实，其中神智渐不清为热邪上扰神明、热极津竭之危重证候。治疗首用大承气汤通腑泄热，荡涤积滞，后循序渐进滋补阴津，调整阴阳，以求阴平阳秘。

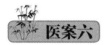 **医案六**

患者：王某某，女，1989年4月19日初诊。

现病史：患者食后脘胁胀，口苦，心烦，大便稍干，根苔较黄厚，脉略弦。

辨证：肝郁不舒，气郁化火。

治则：疏肝理气。

处方：柴胡疏肝散加减。柴胡15g，白芍12g，枳实10g，青皮10g，香附10g，莱菔子15g，木香10g，槟榔12g，甘草6g，栀子10g。2剂，水煎服，每日1剂。

二诊：1989年4月22日。上症减，苔薄微黄，脉弦，大便不爽。上方改槟榔为15g。2剂，水煎服，每日1剂。

三诊：1989年5月2日。上症显减，近心烦头略胀痛，失眠，苔薄黄，脉弦，大便头干。上方加郁李仁12g，3剂，水煎服，每日1剂。

按语：本案患者证属肝郁不舒、气郁化火。方选柴胡疏肝散加减以疏肝理气，加木香、槟榔以增其行气解郁、健脾消积之力，三诊时加郁李仁解郁行气通便。

医案七

患者：武某，男，23岁，1995年4月14日初诊。

现病史：患者脘痞满，烧心6年余，烧心几呈持续，不吐酸，食欲可，口略干，心烦，食凉易加重，时恶心，吐黏涎。手足热，无腰痛，头不晕不痛，小腹有热感，无逆气。大便稀，每日1～2次，排便时肛门略热，小便黄，舌苔薄白，质可，脉弦。曾服附子理中汤加味，20多剂，水煎服，每日1剂，曾服补中益气丸、附子理中丸、乌梅丸略有效。

辨证：阳郁厥逆证。

治则：透邪解郁，疏肝理脾。

处方：四逆散加减。柴胡15g，白芍12g，枳实10g，青皮12g，生麦芽15g，栀子6g，生甘草6g。3剂，水煎服，每日1剂。

二诊：1995年4月18日。脘未满，未恶心，吐黏沫少，唇干，仍烧心，口略干，心烦。苔薄白，质稍暗红，脉弦，大便略下坠感。处方：泻黄散加减。生甘草 10g，防风 12g，生石膏 20g，栀子 10g，藿香 12g，升麻 10g，牡丹皮 10g。3 剂，水煎服，每日 1 剂。

按语：患者阳气郁遏，气机不畅，则见脘痞满；气郁化火，则见烧心，口干，心烦。《伤寒括要》述"此证虽云四逆，必不甚冷，或指头微温，或脉不沉微，乃阴中涵阳之证，唯气不宣通"。故辨为阳郁厥逆证，方予四逆散加减，以透邪解郁，疏肝理脾。二诊患者脘未满，唇干，烧心，口干，心烦，乃脾胃伏火上冲所致，治当泻脾胃伏火，方予泻黄散加减。

医案八

患者：孟某，男，21 岁，1990 年 10 月 26 日初诊。

现病史：患者右下腹时胀已数月，大便时干时稀，多在大便时腹胀加重，矢气后胀减，食欲正常，食油腻加重，下午目涩赤，苔薄白，脉可。

辨证：阳明腑气不畅。

治则：行气通便，轻下热结。

处方：小承气汤加减。枳实 12g，川朴 12g，大黄 5g，木香 10g，山楂 20g。2 剂，水煎服，每日 1 剂。

二诊：1990 年 11 月 2 日。药后右下腹胀消失，下午目赤未作，左眼有热感，现肠鸣，便前明显，大便稀有泡沫，日1～2次，不下坠。苔薄白，脉弦。辨证为肝气偏亢。处方：痛泻要方加减。陈皮10g，白芍20g，防风10 g 白术12g 草决明10g。2剂，水煎服，每日1剂。

三诊：1990年11月6日。肠鸣消失，大便不稀，左眼热消失。右下腹晨起略胀，按之略痛，舌正常，脉弦，左明显。上方加青皮12g。2剂，水煎服，每日1剂。

按语：肝气右移，克乘脾土。脾失健运，腑气不通，故见腹胀满，辨为阳明腑气不畅证，方予小承气汤加减，以行气通便，轻下热结。二诊患者腹胀除，肠鸣，大便有泡沫，乃肝气偏亢、克乘脾土、脾运失常所致，治当补脾柔肝，祛湿止泻，方予痛泻要方加减。

医案九

患者：钟某某，女，64岁，1994年12月30日初诊。

现病史：食后脘渐满已5～6天。已输液1周（胞二磷胆碱类），近期服降压药，舌苔薄白，质可，脉弦稍沉，大小便可，睡醒后口干，头脑稍不清，眠可，咽时痒而干咳，目略干涩，有心慌、心跳感，脑后耳内有血管跳动感。血压195～210/90mmHg，平时服降压药、潘生丁、丹参片。

辨证：肝肾虚、肝阳亢证。

治则：温肾补精、泻火滋阴、调理气机。

处方：二仙汤加减。淫羊藿 15g，仙茅 12g，巴戟天 10g，当归 10g，知母 12g，白芍 15g，生龙骨 30g，生牡蛎 30g，牡丹皮 10g。4 剂，水煎服，每日 1 剂。

二诊：1995 年 1 月 3 日。头脑较前清亮，目干涩已不显，睡后口干已基本除，心慌、心跳未作，食后脘渐满症显减，苔薄白，质稍淡，脉弦，二便可。血压 200/90mmHg。上方 3 剂，水煎服，每日 1 剂。

三诊：1995 年 1 月 6 日。昨日傍晚感咽不适，声略嘶，今日已好转，苔薄白，脉弦略数大，易汗。上方加菊花 10g，桔梗 10g。4 剂，水煎服，每日 1 剂。

四诊：1995 年 1 月 10 日。食后脘痞消失，目干涩已不显，根苔稍厚黄，脉略沉弦滑。上方 3 剂，水煎服，每日 1 剂。

按语：本案辨证为肝肾两虚所致虚火上炎。患者年老，肝肾易亏，虽以痞满为主症，然细辨其症，其病机为肾阴、肾阳两虚和肝阳、相火上亢，虚阳亢于上则头脑不清，心动不安，血压难降。方选二仙汤以温养肾之阴阳、苦泄肝阳相火。

医案十

患者：曹某某，女，60 岁，1995 年 1 月 6 日初诊。

现病史：患者胃脘胀满 1 周，12 月 24 日脘痛，超声示阑尾炎，输液后，脘痛止，现脘胀，时烧心，食欲差，口略干，不欲饮，咽中有痰阻感，心略烦，经常眠差，有时头晕，脘腹内有凉感，喜温暖，身时稍凉，舌苔稍白厚，质暗红，脉弦，大便素干，小便略涩痛，有下坠感。已服平胃散加味未效。

辨证：寒热错杂之痞证。

治则：寒热平调，消痞散结。

处方：半夏泻心汤加味。清半夏 10g，黄连 4g，黄芩 10g，干姜 10g，党参 6g，甘草 5g，陈皮 10g，枳实 10g，竹茹 10g，茯苓 12g。2 剂，水煎服，每日 1 剂。

二诊：1995 年 1 月 7 日。药后症减，咽中痰滞感减，食欲好转，有时稍恶心，腹中凉减，苔转薄白，脉沉弦，大便未下，平时稍干。上方加槟榔 15g。3 剂，水煎服，每日 1 剂。

按语：《伤寒论》第 149 条云："若心下满而硬痛者，此为结胸也，大陷胸汤主之；但满而不痛者，此为痞，柴胡不中与之，宜半夏泻心汤。"本案病机较为复杂，既有寒热错杂，又有虚实相兼，以致中焦失和，升降失常，当调其寒热，益气和胃，散结消痞，用半夏泻心汤加理气化痰药物治疗。寒热互用以和其阴阳，苦辛并进以调其升降，补泻兼施以顾其虚实，寒去热清，升降复常，则痞满自除。

医案十一

患者：邵某某，女，55岁，1991年12月30日初诊。

现病史：脘痞满10多天，食后加重，吐酸，脘内热感，嗳气，多与食多后有关，苔薄白，脉右略滑。大便正常，背痛7天余，时冷时热汗出。

辨证：食滞证。

治则：理气消食。

处方：二陈汤加减。茯苓20g，清半夏10g，陈皮10g，连翘10g，莱菔子15g，炒三仙各15g，枳实12g，槟榔15g，木香10g，青皮10g。3剂，水煎服，每日1剂。

二诊：1992年1月3日。脘痞止，胁胀，上方加香附10g。3剂，水煎服，每日1剂。

三诊：1992年1月6日。胁胀减，胸右侧内部隐痛，背痛止，嗳气减，稍有吞酸，心烦，时感热汗出，苔薄白，脉略弦。大便正常，小便略热。处方：瓜蒌20g，清半夏10g，黄连6g，柴胡12g，莱菔子15g，炒三仙各15g，枳实12g，槟榔15g，栀子10g。4剂，水煎服，每日1剂。

四诊：1992年1月16日。脘略胀，胸部时痛，已无吐酸，有时身热，口略干，心烦，苔薄白，脉略弦。大便正常，血压 170/80mmHg。在地区医院做 B 超示胆囊结石。处方：柴胡 15g，枳实 12g，黄芩 10g，清半夏 10g，白芍 12g，延胡索 10g，金钱草 20g，鸡内金 10g，硼砂 1g（冲服），朴硝 1.5g（冲服），火硝 1.5g（冲服）。5 剂，水煎服，每日 1 剂。

按语：《丹溪心法》记载："伤食恶食者，胸中有物，宜导痰补脾，用二陈汤加白术、山楂、川芎、苍术服之。"此案患者发病与食多有关，提示病机为食积痰滞，方用二陈汤化痰，用莱菔子、炒三仙消食，用木香、槟榔、青皮、枳实理气，用连翘清郁热，为恰当之治。四诊时查出胆囊结石，结石由湿热浊邪日久蕴结而成，治疗可加用金钱草、海金沙、鸡内金等化石之品，亦可加用少量硼砂、芒硝、硝石等软坚散结之品。

医案十二

患者：王某某，女，67 岁，1992 年 1 月 24 日初诊。

现病史：脘胀满，食后加重，口苦，矢气多，背有时冷，苔黄厚，脉略弦。大便正常。夜卧有时盗汗。

辨证：中焦湿热证。

治则：清热利湿，调畅气机。

处方：清中化湿汤加减。苍术 12g，川朴 12g，陈皮

12g，清半夏 10g，茯苓 25g，枳实 12g，黄芩 10g，栀子
10g，莱菔子 15g，青蒿 15g，甘草 6g。3 剂，水煎服，每
日 1 剂。

二诊：1992 年 1 月 29 日。夜未盗汗，脘稍痞，食而乏味，
口苦，大便初头干，中苔略黄厚，脉可。上方去青蒿，4 剂，
水煎服，每日 1 剂。

三诊：1992 年 2 月 9 日。3 剂后症减，近 3 日外感，
经注射柴胡注射液等治疗，现已无冷热，无盗汗、脘痞闷，
食欲不振，口苦，时逆气，大便不干，舌中苔较厚黄，脉略弦。
上方加青皮 12g，改黄芩为 12g。3 剂，水煎服，每日 1 剂。

按语：《丹溪心法》记载："痞者，与否同，不通泰也，
由阴伏阳蓄，气与血不运而成。处心下，位中央，（月真）
满痞塞者，皆土之病也。"本案患者胃脘胀满、口苦、苔黄厚，
为脾土不运、湿热内生、气机不利之象，故以清热利湿、
调畅气机为法。

医案十三

患者：高某，女，40 岁，1989 年 2 月 24 日初诊。

现病史：患者脘痞，时觉恶心，经常呕出黏痰。有时
突感口渴，急不待饮，转眼口渴感觉又消失不见。常感身冷、
背冷、肢冷，乏力，食欲不振，头眩晕，眠好转。月经正常，

小便可，大便干，约 3 日一行。苔薄白，舌质正常，脉略弦细稍数。就诊前曾于别处中医门诊服汤药 3 剂（水煎服，每日 1 剂，具体药物不详），效差。

辨证：脾虚痰饮内伏。

治则：益气健脾，行气化痰。

处方：六君子汤合三子养亲汤加减。党参 10g，茯苓 10g，白术 10g，清半夏 12g，陈皮 10g，生姜 3 片，紫苏子 10g，莱菔子 15g，白芥子 10g。3 剂，水煎服，每日 1 剂。

二诊：1989 年 2 月 27 日。症显减，未再恶心，乏力减，大便已不干，食欲好转，口渴减，仍感脘痞，夜间流口水止，白天流口水显减。大便发黑，小便黄。苔薄白，舌质可，脉细弦弱。上方改党参为 12g，白术为 12g，陈皮为 12g，紫苏子为 12g，白芥子 12g。4 剂，水煎服，每日 1 剂。

三诊：1989 年 3 月 4 日。口渴除，脘痞减，仍乏力，经血色黑有块，大便黑，3～4 天一行，仍眠差，服药后方能入睡。苔薄白，脉可。2 月 24 日方加合欢皮 20g。5 剂，水煎服，每日 1 剂。

四诊：1989 年 5 月 23 日。服上方后纳食佳，遂停服中药，后又服治疗神经症状的西药可眠，前几天感冒后脘痞纳差，心中热，心烦，腿乱，口中乏味，乏力。大便略干。苔薄白润，舌质正常，脉略浮弦。处方：半夏泻心汤加减。清半夏 10g，黄连 5g，黄芩 10g，干姜 5g，党参 10g，生甘草 6g，苍术 10g，厚朴 10g，陈皮 10g，栀子 10g。5 剂，水煎服，每日 1 剂。

五诊：1989 年 6 月 1 日。服上方后症略减，又服旋覆代赭汤每日 1 剂，恶心，停服。上症仍在，乏力，脘痞纳差，食后加重，口苦，心烦腿乱，大便已不干，苔薄白润，脉弱。处方：党参 10g，茯苓 20g，白术 10g，陈皮 10g，清半夏 10g，竹茹 12g，生甘草 6g，生姜 3 片。3 剂，水煎服，每日 1 剂。

六诊：1989 年 6 月 17 日。服药后症减，又感冒，现表证已除，唯烧心，心中烦热，口干苦，纳呆，不恶心，大便干，小便略黄。苔稍黄厚滑，脉略沉弦。5 月 23 日方党参改为 6g，3 剂，水煎服，每日 1 剂。

按语：患者初诊为脾虚痰饮内伏之证，前三诊在益气健脾的基础上着重祛痰邪。四诊时痰邪不显，变化为寒热错杂之痞证，更方为半夏泻心汤以寒热平调、消痞散结，很快达到满意效果。此案在治疗初期集中力量祛痰，为日后的治疗打下了良好基础。

医案十四

患者：孙某，男，46 岁，1989 年 5 月 15 日初诊。

现病史：患者自觉食后左腹胀满不适，口苦，乏力，食后略感恶心。大便稍稀，小便黄。舌苔较黄厚，舌质可，脉略弦。

辨证：脾胃虚弱，肝经湿热证。

治则：健脾和胃，清热利湿。

处方：茵陈蒿汤加减。茵陈20g，栀子10g，苍术10g，厚朴10g，板蓝根20g，陈皮10g，茯苓20g，清半夏10g，青皮10g，炒三仙各15g。

二诊：1989年5月18日，患者自述食后腹胀好转，食后恶心已减。苔薄白，余同上。

按语：《伤寒论·阳明病脉证并治》曰："伤寒七八日，身黄如橘子色，小便不利，腹微满者，茵陈蒿汤主之。"患者脾胃虚弱、肝经湿热，方中融合茵陈蒿汤、平胃散、二陈汤之理法，以健脾和胃，清热利湿。

医案十五

患者：王某，女，80岁，1990年3月10日初诊。

现病史：胸脘痞满，恶心，口干苦，心烦，身时热，汗出，已10多天，青光眼术后4天。大便正常，小便不黄。苔略黄厚，脉弦略滑。

辨证：中焦湿热证。

治则：清中化湿。

处方：茵陈蒿汤加减。苍术 10g，川厚朴 12g，陈皮 10g，清半夏 10g，茯苓 20g，枳实 10g，竹茹 12g，黄芩 10g，栀子 10g，青皮 10g，生甘草 6g，木通 10g。2 剂，水煎服，每日 1 剂。

二诊：1990 年 3 月 13 日。服药后症减，身时热，阵汗出，苔略黄厚，脉略弦滑，二便正常。处方：蒿芩清胆汤加栀子 10g、柴胡 12g。3 剂，水煎服，每日 1 剂。

按语：湿热从阳明转入少阳，有外发之势，故因势利导，处方以茵陈蒿汤清宣湿热，加柴胡引经，栀子增强泄热之力。

医案十六

患者：周某，男，65 岁，1990 年 3 月 26 日初诊。

现病史：患者患细菌性痢疾输液治疗后，体温已正常，大便略成形，身无冷热，口干，食欲不振，脘略满，小便有异味，有时腰痛，劳累后加重，现便黏滞。苔黄厚腻，脉平。

辨证：中焦湿热证。

治则：清中化湿。

处方：清中化湿汤加减。苍术 10g，川厚朴 12g，陈皮 12g，清半夏 12g，茯苓 20g，枳壳 10g，黄芩 10g，甘草

6g，青皮 10g。3 剂 水煎服 每日 1 剂。

二诊：1990 年 3 月 29 日。食欲好转，腹略胀，口略干，小便有异味，略心烦。苔黄厚腻，脉平。上方加黄连 6g，栀子 10g，木通 10g，改茯苓为 30g。5 剂，水煎服，每日 1 剂。

三诊：1990 年 4 月 4 日。苔黄厚较前减。上方 5 剂，水煎服，每日 1 剂。

按语：该患者湿热弥漫中焦、下焦，在清中化湿汤基础上加用木通、栀子，使湿热从大便和小便两路利出。

医案十七

患者：贾某，女，70 岁，1990 年 2 月 18 日初诊。

现病史：患者脘腹胀满，大便数日未下。小便有时失禁，近几天逢经期，血色黑，时汗出。苔厚微黄，质可，脉略弦。

辨证：肝经湿热证。

治则：疏肝理气，清热利湿。

处方：大柴胡汤加减。柴胡 15g，枳实 12g，黄芩 10g，清半夏 12g，白芍 12g，大黄 4g，延胡索 10g，陈皮 10g，川朴 12g。4 剂，水煎服，每日 1 剂。

二诊：1990 年 2 月 19 日。昨日服中药后当即吐出，今日痛轻，苔厚略黄，脉略弦。上方加竹茹 10g，栀子

10g，改茯苓为 12g，大黄为 5g。3 剂，水煎服，每日 1 剂。

三诊：1990 年 3 月 22 日。脘腹胀满，食后加重，食欲尚可，食则脘胀，无吐酸，口干苦涩，上腹按之隐痛，头晕，后头沉，有时心烦，乏力不明显，下午欲睡，不欲动，今日下午略恶寒，脘内时热。舌中舌根苔较白厚，舌质略淡嫩，左脉弦细，右脉沉弦。大小便正常。辨证为湿阻中焦，肝气偏盛。处方：苍术 10g，川厚朴 12g，陈皮 10g，清半夏 12g，茯苓 20g，栀子 10g，枳实 10g，黄芩 10g，莱菔子 15g，柴胡 12g，生甘草 6g，青皮 10g。2 剂，水煎服，每日 1 剂。

四诊：1990 年 3 月 24 日。脘胀减，饮食好转，口稍苦略干，上腹按之隐痛，略恶寒，根苔稍白厚，脉弦，大便稍干，脘内热，头略晕。处方：柴胡 15g，白芍 12g，枳实 12g，黄芩 12g，大黄 3g，清半夏 12g，苍术 12g，川厚朴 12g，陈皮 10g，栀子 10g，生甘草 6g。2 剂，水煎服，每日 1 剂。

五诊：1990 年 3 月 27 日。症稍减，脘内热去，头略晕，未恶寒，口略干，根苔较厚微黄，脉弦细，大便稍干。上方改大黄为 4g，加炒三仙 12g。3 剂，水煎服，每日 1 剂。

六诊：1990 年 4 月 1 日。夜间腹胀，饮食基本正常，口略干，舌根右侧苔较厚，脉略弦，大便正常。上方改大黄为 6g，加莱菔子 15g，炒三仙各 15g，去甘草。3 剂，水煎服，每日 1 剂。

七诊：1990 年 4 月 5 日。夜间略腹胀，口略干，饮食佳，头晕减，舌苔稍白厚，脉可，大便正常，矢气少。4 月 1 日方继服 5 剂，水煎服，每日 1 剂。

八诊：1990 年 4 月 9 日。外感，腿酸，项痛，体温 37.2℃，小腹隐痛，纳减，大便稀，舌根苔厚微黄，脉弦。处方：柴胡 15g，葛根 15g，黄芩 12g，白芍 12g，苍术 10g，川厚朴 10g，陈皮 10g，清半夏 10g，甘草 6g，羌活 10g。3 剂，水煎服，每日 1 剂。

九诊：1990 年 4 月 11 日。外感除，小腹略痛，脘时隐痛，舌根苔稍黄厚，脉弦细，大便正常。处方：柴胡 15g，枳实 10g，黄芩 10g，清半夏 10g，白芍 15g，苍术 10g，川厚朴 10g，陈皮 10g，栀子 10g，青皮 10g。3 剂，水煎服，每日 1 剂。

十诊：1990 年 4 月 16 日。4 月 14 日发现巩膜黄染，查肝功异常 ALT：256μ/L。处方：茵陈 40g，栀子 10g，大黄 4g，板蓝根 20g，丹参 12g，山楂 20g，炒麦芽 15g，陈皮 10g，青皮 12g。3 剂，水煎服，每日 1 剂。

按语：本例患者先以大柴胡汤清少阳之湿热，后以清中化湿汤使湿热从阳明而解。由此可见对病邪的定位在治疗中尤为重要。

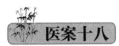

医案十八

患者：张某某，男，40岁，1995年1月27日初诊。

现病史：患者脘痞塞半个月，按之隐痛，脘至咽均感痞塞，口苦，逆气，晨略恶心，乏力，稍心烦，舌苔略黄厚，右脉沉弦细，左脉略沉弦，大便不干，小便不黄，3天前查肝功能正常，近日曾服消炎利胆片。

辨证：湿热中阻证。

治则：清热化湿，和胃消痞。

处方：平胃散合清中化湿汤加减。苍术12g，川朴12g，陈皮12g，清半夏12g，茯苓25g，枳实12g，竹茹12g，黄芩10g，栀子10g，莱菔子15g，炒麦芽15g，甘草6g。3剂，水煎服，每日1剂。

二诊：1995年2月9日。服上药后胃满胀基本消失，现咽部有异物感，头沉头晕，时有气上逆，右肩胛部痛（超声示慢性胆囊炎），二便可，眠多梦，舌苔黄厚，脉弦滑。继用上方加佩兰10g，改黄芩为12g，陈皮为10g。3剂，水煎服，每日1剂。

三诊：1995年2月11日。两侧头痛，头沉重，舌苔黄厚腻，脉滑稍浮。继用上方加柴胡12g、川芎6g，去麦芽。

3 剂，水煎服，每日 1 剂。

四诊：1995 年 3 月 15 日。现仍胃脘痞满，背沉痛，右下腹按疼痛，食欲可，多梦，气上逆，舌苔白根厚腻，脉弦。继用上方加延胡索 10g，郁金 10g。3 剂，水煎服，每日 1 剂。

按语：痞满治疗应先辨虚实。食滞内停、痰湿中阻、湿热内蕴、气机失调等皆为实痞，脾胃气虚、胃阴不足为虚痞。湿浊困阻脾胃则脘痞塞，胃失和降则恶心，湿注肢体则身体乏力，口苦、心烦、舌苔略黄厚皆为湿热之象。故辨证为湿热中阻证，方选平胃散合清中化湿汤加减。

第五节 呕吐

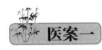 医案一

患者：聂某，女，70岁，1991年7月2日初诊。

现病史：饮水、进食则烧心，呕吐五六天，因风湿性关节炎服抗风湿药一年，20天前腹泻，呕吐物为暗红色，大便色黑，经输液治疗，泄止，近五六天便干。口干，不欲饮，喜凉饮，饮水若至咽，则有灼热感，随即咳，呕，心烦，身汗不多，头有汗，饮水后脘满。舌苔中部稍厚微黄，质可，脉弦数（一息五至）。

辨证：胆腑郁热证。

治则：清胆和胃。

处方：温胆汤加减。清半夏10g，陈皮10g，茯苓20g，枳实10g，竹茹12g，黄连6g，甘草6g，栀子10g。3剂，水煎服，每日1剂。

按语：此患者未复诊，当有效。呕吐属少阳，偏少阳

之表者，用小柴胡汤；偏少阳之里者，用温胆汤。此案患者症属少阳之里，故用温胆汤化裁治疗。

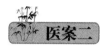 **医案二**

患者：关某，男，63岁，1990年5月19日初诊。

现病史：患者5月13日住院。住院前半个月余，因生气后出现呕频，食入即吐，半个月未进饮食，在家服中药不效，在某医院按"神经性呕吐"输液、肌内注射无效。住本院予沙参麦冬汤、化肝煎、小半夏加茯苓汤加石膏，生姜泻心汤治疗。5月19日会诊见：胃脘部热痛，胀满，左下腹微痛，右腹痛甚，呕吐黏液，饮食即吐，口干，多日未大便，小便可，舌质紫暗，舌体略胖，舌边齿印多，舌苔白稍厚，滑腻如粉皮，脉细无力。

辨证：痰饮内结证。

治则：和胃止呕，引水下行。

处方：小半夏加茯苓汤加减。半夏10g，茯苓20g，生姜30g。1剂，水煎服，每日1剂。

二诊：1990年5月20日。药后呕减，腹痛减，可饮少量水，苔白滑减。继服上方1剂，水煎服，每日1剂。

三诊：1990年5月21日。能进极少量饮食，晨呕黏液1次，量不多，腹痛不明显。上方加槟榔12g，白术15g。

四诊：1990 年 5 月 25 日。未呕，上方继服。

按语：患者呕吐、脘部胀满为饮停于胃，上逆膈间，胃膈之气俱逆所致；舌体胖大、舌苔滑厚均为痰饮内停之象。正如《金匮要略》所述："卒呕吐，心下痞，膈间有水，眩悸者，小半夏加茯苓汤主之。"故辨为痰饮内结证，方予小半夏加茯苓汤加减，以和胃止呕，引水下行。

医案三

患者：陈某某，女，53 岁，1995 年 1 月 3 日初诊。

现病史：食后稍倾则恶心，甚则呕吐 10 多天，初无诱因，食欲差，口干，不欲饮，咳嗽有白痰已 20 天。苔薄白，质可，脉略弦，大小便可。查肝胆脾 B 超示肝胆脾正常。肝功能（－）。

辨证：食滞内停证。

治则：消食化滞，和胃降逆。

处方：保和丸加减。茯苓 20g，清半夏 10g，陈皮 10g，连翘 10g，莱菔子 15g，炒三仙各 12g，白术 12g，枳实 10g，竹茹 12g。3 剂，水煎服，每日 1 剂。

二诊：1995 年 1 月 6 日。食后恶心吐消失，口干减，食欲好转，时咳痰，苔薄白，脉可。给予止嗽散加减。处方：桔梗 10g，紫菀 12g，荆芥 10g，百部 10g，陈皮 10g，白前 10g，杏仁 12g，黄芩 12g，甘草 6g。4 剂，水煎服，每日 1 剂。

三诊：1995 年 1 月 8 日。服上药 2 剂后胃上脘部不适干哕，咳嗽频吐痰少，口唇干。下午身背冷，食欲可，身乏力，舌苔薄白，时呃气，脉缓。处方：党参 10g，白术 10g，茯苓 15g，陈皮 10g，半夏 10g，桔梗 10g，黄芩 10g，栀子 10g，桑白皮 10g，前胡 10g，甘草 6g。3 剂，水煎服，每日 1 剂。

按语：本案患者首诊时食后恶心，甚则呕吐，辨为呕吐，食滞内停证，方用保和丸加减。二诊，患者食后恶心吐消失，咳痰显，方改用止嗽散加减，化痰止咳。三诊，患者干哕，咳嗽咳痰，身乏力，辨证为脾气虚证，选用补气健脾药合用止咳祛痰药组方，方随证转，药随机变。

第六节　腹痛

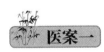

医案一

患者：胡某某，男，32 岁，1992 年 3 月 20 日初诊。

现病史：患者左下腹突发剧痛，按之略轻，腹软无凉感，1 年前呕吐 1 次，近 1 年左下腹疼痛发作 4 次，苔薄白，脉可，今晨大便不爽，小便处下坠感。

辨证：营卫不和。

治则：调和营卫。

处方：柴胡桂枝汤加减。柴胡 15g，桂枝 10g，白芍 20g，清半夏 10g，党参 10g，黄芩 10g，甘草 10g，延胡索 10g，生姜 4 片，大枣 4 个。2 剂，水煎服，每日 1 剂。

二诊：1992 年 3 月 21 日。今日感恶心，现满腹胀，大便今日未行，食欲不振，口干欲饮水，舌边有齿痕，苔薄白，脉缓滑。辨证为肝郁气滞。给予四逆散加减。处方：柴胡 15g，白芍 12g，枳实 10g，甘草 6g，延胡索 10g，甘松 12g，谷芽 15g，麦芽 15g。3 剂，水煎服，每日 1 剂。

按语：根据《伤寒论》中"伤寒六七日，发热，微恶寒，肢节烦疼，微呕，"初诊时辨证为柴胡桂枝汤证，患者服药后，症状未减轻，随后调方为四逆散加减，诸症减。临床辨证选方需灵活，服药后症状未减轻，要考虑辨证是否准确。

医案二

患者：王某某，男，58 岁，1992 年 2 月 18 日初诊。

现病史：患者昨日中午前后右下腹胀痛，恶心，今日身无冷热，头略晕痛，眉棱骨疼，口干，苔稍黄微黄，脉右略弦数（一息五至），左略沉，昨日大便 2 次，略稀，右下腹压痛、反跳痛。

辨证：胃肠湿热证。

治则：泻热破瘀，散结消肿。

处方：大黄牡丹汤加减。牡丹皮 12g，桃仁 12g，大黄 6g，红藤 20g，蒲公英 20g，败酱草 20g，赤芍 12g，延胡索 10g，陈皮 10g，连翘 12g。2 剂，水煎服，每日 1 剂。

二诊：1992 年 2 月 21 日。右下腹痛基本消失，头痛已不显，恶心止，苔薄黄，脉弦略数，口干，头略晕，无冷感，大便略稀日 1 次。上方改大黄为 8g。3 剂，水煎服，每日 1 剂。

三诊：1992 年 2 月 24 日。右下腹痛消失，口略干，脘略痞满，有时身痛显，大便质可，近稍头晕，眠可，右脉弦数（一息五至），左沉弱，小便黄，苔略黄厚。辨证为湿热内蕴。处方：牡丹皮 12g，赤芍 12g，桃仁 10g，大黄 5g，苍术 10g，厚朴 10g，陈皮 10g，黄芩 10g，栀子 10g，枳实 10g，清半夏 10g，茯苓 20g。3 剂，水煎服，每日 1 剂。

　　四诊：1992 年 2 月 27 日。脘稍不适，口略干苦，根苔略黄厚，大便稍软每日 2 次，尿黄，下肢酸累，饥饿感差，头晕减。上方改苍术为 12g，陈皮为 12g，枳实为 12g，黄芩为 12g，清半夏为 12g。4 剂，水煎服，每日 1 剂。

　　五诊：1992 年 3 月 2 日。脘痞已不明显，饮食增加，口干苦减，平时头常晕，耳鸣较显，背沉重，舌根苔略厚微黄，脉沉弦略数，大便稀每日 2 次。处方：清半夏 10g，陈皮 10g，茯苓 20g，枳实 10g，竹茹 12g，黄芩 10g，栀子 10g，石菖蒲 12g，郁金 10g，苍术 10g，甘草 6g，厚朴 10g。4 剂，水煎服，每日 1 剂。

　　按语：肠痈为外科常见急腹症，六腑以通为用，通腑泻热是治疗肠痈的关键。本病案诊断为肠痈，方选大黄牡丹汤加减，以泻热破瘀，消肿散结，2 剂后患者腹痛已基本消失，五诊时肠痈已愈。

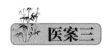

医案三

患者：孙某，女，42 岁，1989 年 2 月 22 日初诊。

现病史：患者上腹部灼热，右上腹疼痛数月余，身热，体温 37℃，恶风，心乱、心慌 1 年多，口时干，右上腹胀，大便干，小便不黄。舌苔薄黄，舌质可，脉弦数（一息五至）。

辨证：少阳郁滞，少阳、阳明合病。

治则：和解少阳，通下泄热。

处方：大柴胡汤加减。柴胡 15g，白芍 12g，枳实 10g，栀子 10g，清半夏 10g，黄芩 10g，甘草 6g，青皮 10g，延胡索 10g，川楝子 10g，大黄 5g。6 剂，水煎服，每日 1 剂。

二诊：1989 年 3 月 6 日。口干无，上腹热减，身热减，右上腹仍痛，按之加重，仍心慌，饮食略差，药后大便稀，日一次。舌质可，舌苔黄厚，脉左弦细数。辨证为肝气郁滞，属湿热郁证。处方给予平胃散合四逆散加减。柴胡 15g，枳实 10g，赤芍 10g，苍术 10g，厚朴 10g，陈皮 10g，清半夏 10g，茯苓 20g，栀子 10g，黄芩 10g，延胡索 10g，川楝子 10g，甘草 6g。7 剂，水煎服，每日 1 剂。

服药后诸症均明显减轻。

按语：本案初诊辨证属少阳表证兼阳明积滞，然方处大柴胡汤收效不佳，悉湿浊壅阻气机，以致肝郁气滞不舒，改方平胃散和四逆散加减以燥化湿浊、理气和胃，诸症显减。

医案四

患者：张某，男，56 岁，1989 年 3 月 16 日初诊。

现病史：患者脐腹气窜胀痛 10 余年，每日皆发作，时烧心吞酸，口干，食欲可，腹不凉但怕凉，舌苔（饭后）白厚，脉弦，大便多在晨起，略稀。胃钡餐透视正常。

辨证：湿滞脾胃。

治则：燥湿运脾，行气和胃。

处方：平胃散加减。清半夏 10g，陈皮 10g，茯苓 15g，苍术 10g，厚朴 10g，白芍 10g，乌药 10g，木香 10g，青皮 10g，甘草 10g，高良姜 10g，香附 10g。5 剂，水煎服，每日 1 剂。

二诊：1989 年 3 月 21 日。气窜减，未再作痛，未烧心吐酸，口干止，气上冲腰作痛，每晨 4～5 点身出汗，肚脐部有胀气感，心烦，舌苔厚，舌根黄，脉弦略滑，大便多在晨，大便稀。处方：清半夏 12g，陈皮 10g，茯苓 20g，枳实 10g，竹茹 10g，乌药 10g，川楝子 10g，延胡索 10g，木香 10g，青皮 10g，甘草 6g。5 剂，水煎服，每日 1 剂。

按语：《温病条辨》曰："湿为阴邪，非温不解。"

本案证属湿困脾胃，舌苔脉象提示为实证，病程虽久，然湿邪未兼他邪，病机单一。首诊方选平胃散以燥湿和胃。平胃散最早记载于《简要济众方》，是苦温燥湿的代表方剂，为经典祛湿名方。二诊气冲气窜症显，因湿邪困阻气机，故处方时在燥湿运脾的基础上增理气行气之力。

医案五

患者：高某，男，75岁，1988年11月2日初诊。

现病史：患者脐上时痛，痛则大便，已近1年，初起无诱因，再发亦无诱因，阵发性脐上部剧痛，痛则急欲便，便后痛止，大便不稀，不下坠，心不烦，口不干，腹不凉，腹痛时手腿亦发累酸痛，舌根苔稍厚色褐，舌质正常，脉弦数，小便正常，未服汤药，查大便只有少数白细胞。

辨证：肝木乘脾证。

治则：补脾柔肝，祛湿止泻。

处方：痛泻要方加减。白术12g，陈皮10g，防风10g，白芍30g。5剂，水煎服，每日1剂。

二诊：1988年11月4日。药后未出现腹痛腹泻。

按语：《医方考》云："泻责之脾，痛责之肝，肝责之实，脾责之虚，脾虚肝实，故令痛泻。"痛泻药方出自《丹溪心法》，为和解剂代表剂，具有调和肝脾、补脾柔肝、祛湿止泻之功效，主治脾虚肝旺之泄泻证。方中白术补脾，白芍柔肝缓急，两者相配，土中泻木，共奏补脾柔肝之功，防风具有升散之性，辛能散肝郁，香能舒脾气。

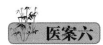
医案六

患者：张某，男，37 岁，1989 年 10 月 14 日初诊。

现病史：患者上腹痛、略胀已 20 天左右，四五年前因生气觉有气自头而下至腹，气止于腹，此后胃脘常感不适，曾作痛十多天。食稍多，易脘腹胀，空腹时痛明显，连及背部不适，略乏力，痛则不欲语。痛时压按略减。心烦不显，口臭，食欲差，舌苔较白厚，质滑，脉较沉弦细较数。大便略细，小便正常。20 天前服西药，未效，又服中药数十剂。

辨证：肝郁气滞，犯胃，湿滞。

治则：和解少阳，疏肝泄热，燥湿运脾。

处方：大柴胡汤合金铃子散合平胃散加减。柴胡 15g，黄芩 10g，清半夏 10g，白芍 12g，枳实 10g，延胡索 10g，川楝子 10g，苍术 10g，川朴 10g，陈皮 10g，甘草 6g。4 剂，水煎服，每日 1 剂。

二诊：1989 年 10 月 23 日。服上方后，胃脘疼痛消失，食欲增加，时呃气，舌质边稍红，苔根中部白厚，脉弦滑。继用上方，改柴胡为 12g，加莱菔子 12g。4 剂，水煎服，每日 1 剂。

按语：患者自觉生气导致胃脘痛，乃为肝气克乘脾土所致；上腹胀痛，乃邪入阳明，气机被阻，腑气不通所致；胆热犯胃，胃气上逆，故见口臭；湿邪困阻，故见乏力。辨为肝郁气滞，犯胃，湿滞，方予大柴胡汤合金铃子散合平胃散加减，以和解少阳，疏肝泄热，燥湿运脾。

医案七

患儿：姜某，男，5 岁，1991 年 11 月 16 日初诊。

现病史：患儿近三、四天晚间略腹痛，纳可，半日前外感，流涕略多，吐痰微黄，自述吃柿子后发热，腹泻，服西药片后泻止（具体药物不详）。舌中苔薄腻微黄，脉略弱。指纹正常，右侧扁桃体略大，颈、颌下淋巴结大。

辨证：宿食停滞，外邪留肺证。

治则：消食化积。

处方：保和丸加减。茯苓 10g，清半夏 5g，陈皮 5g，连翘 5g，莱菔子 8g，白术 6g，炒三仙各 8g，槟榔 8g，白芍 10g。4 剂，水煎服，每日 1 剂。

二诊：1991 年 11 月 19 日。昨晚未感腹痛，饮食可，夜间鼻气通畅，晨起吐痰。处方：清半夏 5g，陈皮 6g，茯苓 10g，枳实 5g，竹茹 6g，黄芩 6g，桔梗 6g，甘草 5g。3 剂，水煎服，每日1剂。

三诊：1991年11月26日。上症解除停药。

按语：《丹溪心法》记载："腹痛有寒、积热、死血、食积、湿痰。"本案患儿腹痛与饮食有关，当属食积腹痛，虽外感余邪未尽，然总以食积为主，食积去则正气复而易祛邪外出，故用药针对食积而外邪亦除。

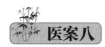

医案八

患者：苏某，女，38岁，1989年7月4日初诊。

现病史：患者昨日下午6点出现上腹痛，现小腹至脐部疼痛，服止痛药后疼痛仍重，无腹满，持续疼痛难忍，腿烦乱，上午恶心，下午不恶心，食欲不振。自发病以来，体温维持在37.5℃，血象明显升高（具体指标不详）。大便一次，未腹泻，小便正常。苔薄白，舌质可，脉弦。

辨证：少阳阳明湿热证。

治则：和解少阳，通腑泄热。

处方：大柴胡汤加减。柴胡15g，枳实12g，黄芩10g，清半夏10g，白芍15g，大黄5g，延胡索10g，川楝子10g。2剂，水煎服，每日1剂。

二诊：1989年7月6日。服药1剂后腹痛即显减，现左小腹按之微痛，不按不痛，体温正常，大便稍频，今日

2 次，较稀，舌正常。给予芍药甘草汤加味。处方：白芍20g，生甘草 10g，延胡索 10g，川楝子 10g，柴胡 12g，茯苓 20g。2 剂，水煎服，每日 1 剂。

按语：《伤寒论》第 248 条曰："伤寒发热，汗出不解，心中痞硬，呕吐而下利者，大柴胡汤主之。"此案湿热郁结于少阳阳明，湿热欲从少阳出则恶心欲呕，欲从阳明解则下利。患者无下利，则腹痛剧烈，方用大柴胡汤和解少阳，通腑泄热，加延胡索、川楝子治标。1 剂后腹痛显减，大便稀，中病当即止，更方芍药甘草汤加味以缓急止痛，取得良效。

第七节 泄泻

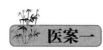 医案一

患者：张某某，男，62岁，1992年3月16日初诊。

现病史：患者大便稀频，每日3～5次已近30年。因患肠炎未彻底治疗后引起，常服西药，四季无明显差异，每晨起急迫解便2次以上，平时左腹隐痛略胀，大便前肠鸣痛加重，便后缓解，有时挟有黏液，腹中凉，左腿甚于右腿（有外伤史），纳可，苔薄白，质可，脉弦，小便略频（前列腺肥大症）。

辨证：肝木乘脾，肾阳虚证。

治则：补脾柔肝，祛湿止泻。

处方：痛泻要方加减。陈皮10g，白芍20g，防风10g，白术15g，补骨脂10g，吴茱萸6g，肉豆蔻10g，五味子6g，青皮10g。4剂，水煎服，每日1剂。

二诊：1992年3月20日。昨日大便3次，余症同前，

苔薄白，脉弦细略数，腰痛。处方：上方加熟附子 10g、肉桂 6g。4 剂，水煎服，每日 1 剂。

三诊：1992 年 3 月 24 日。大便日 2 次，转稠，黏液消失，腹凉减，苔薄白。上方改吴茱萸 10g，青皮 12g，肉桂 10g。3 剂，水煎服，每日 1 剂。

四诊：1992 年 3 月 27 日。症显减。

按语：此方为痛泻要方加减，主治脾虚肝旺之泄泻。《医方集解·和解之剂》曰："此足太阴、厥阴药也。"方中白术苦燥湿，甘补脾，温和中；芍药寒泻肝火，酸敛逆气，缓和止痛；防风辛能散肝，香能舒脾，风能胜湿，为理脾引经要药；陈皮辛能利气，炒香尤能燥湿醒脾，使气行则痛止。诸药合用，共奏泻木而益土之效。

医案二

患者：蔡某，男，43 岁，1991 年 5 月 3 日初诊。

现病史：患者夜间腹泻，每日 4 次已 1 年。饮酒后加重，纳可，无乏力感，腹不痛，无肠鸣下坠感，白天大便 2 次，小便正常。查大便常规示正常。苔薄白，质稍暗，齿印，脉沉弦细。

辨证：肝木旺、脾湿证。

治则：补脾柔肝，祛湿止泻。

处方：痛泻要方加减。陈皮 10g，白芍 25g，防风 10g，白术 15g，党参 10g，茯苓 25g，肉桂 6g。4 剂，水煎服，每日 1 剂。

二诊：1991 年 5 月 7 日。2 剂后夜间大便 1 次，白天 1 次，口略干，纳可，苔白稍厚，脉沉弦，小便可。上方继服 3 剂，水煎服，每日 1 剂。

按语：伤什么则恶什么。所伤之物对所伤之脏，有亲和力，故每遇所伤之物则疾病复发或加重。酒性助肝，过则伤肝，肝木疏泄太过克乘脾土则泄，脾虚受制，健运失职。方用痛泻要方以达柔肝健脾之效。

医案三

患者：相某，男，58 岁，1989 年 5 月 29 日初诊。

现病史：患者有慢性肠炎病史 10 余年，食凉则泄，近三四天午后 2 小时即泄泻，腹不胀，腹坠痛，肠鸣时则欲便，伴腹中凉感，热敷腹部或饮热水后自觉舒适。腹泻时易出汗，头略晕。服附子理中丸有效。苔薄白，舌质可，脉弦细，左脉偏沉弦细。

辨证：肝木乘脾、营卫失调证。

治则：疏肝理脾，调和营卫。

处方：柴胡桂枝汤合痛泻要方加减。柴胡 12g，清半夏 10g，党参 10g，桂枝 10g，白芍 20g，陈皮 10g，防风 6g，白术 12g，茯苓 15g，升麻 6g，桔梗 6g，生甘草 10g。3 剂，水煎服，每日 1 剂。

二诊：1989 年 6 月 1 日。患者服药后大便时腹痛显著减轻，余症同上，日行大便 5～6 次。舌苔脉象同前，腹部下坠感明显减轻。夜间大便时间推迟，大便次数减少。上方改白芍为 30g，防风为 10g，茯苓为 20g。3 剂，水煎服，每日 1 剂。

三诊：1989 年 6 月 5 日。患者目前大便次数减少至每日 3～4 次，大便时腹痛持续减轻，下坠感亦减轻，痛时头汗出。舌苔薄黄，脉弦细略沉。上方 3 剂，水煎服，每日 1 剂。

四诊：1989 年 6 月 9 日。患者上症均减，苔薄黄，脉弦细略沉，大便日行 2～3 次。上方 3 剂，水煎服，每日 1 剂。

按语：此案患者肝木乘脾较为典型，但痛泻要方只能解决部分问题，医者容易忽略患者营卫不调的病机。柴胡桂枝汤联合痛泻要方，调整好营卫的大环境，继而疏肝理脾，方能彻底解决问题。

医案四

患者：侯某，男，77 岁，1989 年 7 月 21 日初诊。

现病史：患者昨日起时发热汗出，时有冷感，大便稀，每日3次，便时腹痛，口不干，不恶心，食欲差。时胸闷，心慌。舌苔白稍厚，脉略数。

辨证：表证未解，邪陷阳明证。

治则：解表清里。

处方：葛根芩连汤加味。葛根20g，黄芩10g，黄连5g，香薷10g，川厚朴10g，淡豆豉12g，白扁豆20g，柴胡12g，生甘草6g。1剂，水煎服，每日1剂。

二诊：1989年7月22日。查体体温正常，大便日2次，稀，便时腹痛，舌苔薄白，脉可。处方：葛根15g，黄连5g，黄芩10g，陈皮10g，白芍15g，防风6g，白术10g，生甘草6g，白扁豆15g。1剂，水煎服，每日1剂。

按语：本案证属表证未解，邪陷阳明，即西医所谓之胃肠型感冒。方用葛根芩连汤解表清里，则邪去正安。

医案五

患者：金某，男，37岁，1989年10月17日初诊。

现病史：患者近2个月大便每日3~4次，稍稀，略显消化不良状，感下坠，无腹痛，无黏液便，常在食后即大便，晨起易大便，无腰痛，食欲可，饭后略腹胀。舌苔薄白，舌质正常，脉略虚。已服用吡哌酸、痢特灵等。

辨证：脾肾亏虚证。

治则：健脾气，补肾阳。

处方：四君子汤合四神丸加减。党参 10g，茯苓 20g，白术 12g，陈皮 10g，炒三仙各 10g，补骨脂 10g，肉豆蔻 10g，生甘草 10g。3 剂，水煎服，每日 1 剂。

二诊：1989 年 10 月 20 日。昨日食后未即大便，今晨五点大便较稀，便前有腹痛感，口不干，咽略痛 7 天。舌根苔稍白厚，舌质正常，脉弦略滑。上方加白芍 15g、防风 10g、桔梗 10g，炒三仙改为各 12g。5 剂，水煎服，每日 1 剂。

按语：本案肾阳虚衰，难以温煦脾土，脾失健运，则大便溏稀、夹杂未消化食物。故治当温肾阳、健脾气。

医案六

患者：张某，男，70 岁，1989 年 4 月 15 日初诊。

现病史：患者近 2 周大便泄泻，每日 10 余次，大便与小便挟杂而下，脐以上隐痛，大便时腹痛加重，食欲差，口干甚，能饮，自大便泄泻后口干加重，腰痛近加重，舌质红，少苔，脉略弦。

辨证：阴虚，阴液下流。

治则：养阴利水。

处方：参苓白术散合芍药甘草汤加减。山药 30g，茯苓 20g，白芍 20g，甘草 10g，白扁豆 20g，麦冬 15g。3 剂，水煎服，每日 1 剂。

药后泄泻止。

按语：《伤寒论》第 319 条记载："少阴病，下利六七日，咳而呕渴，心烦不得眠者，猪苓汤主之。"本案患者二便夹杂而下为肾与膀胱气化不利、水湿内停之征，舌红少苔提示阴虚，故取猪苓汤法，养阴利水为治，利小便以实大便。

医案七

患者：左某某，女，50 岁，1993 年 7 月 13 日初诊。

现病史：患者大便频 2 年，大便质稀软无黏液，无下坠感，多在上午大便，便前常感腹痛肠鸣，脘部稍凉感，食欲正常，苔中前部薄少，质可，脉弦略沉，小便正常。常服补阳剂等无效。

辨证：肝木旺，脾土受制。

治则：补脾柔肝，祛湿止泻。

处方：痛泻要方加减。陈皮 10g，白芍 20g，防风 10g，白术 15g，肉桂 6g，山药 15g。3 剂，水煎服，每日 1 剂。

按语：本案患者大便频 2 年，便前常感腹痛肠鸣，久病则虚，常服用补阳剂无效，可排除阳虚证，应是脾胃虚弱，复因情志影响，气机不利，以致肝气郁结，横逆乘脾，运化失常，辨证为肝旺脾虚，故选用痛泻要方加减，补脾土而泻肝木，调气机以止痛泻。

第八节 便秘

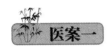

医案一

患者：相某，男，68 岁，1990 年 5 月 23 日初诊。

现病史：患者大便干结成块 1 年，曾因胃炎服用庆大霉素多次，又因患外感，鼻炎，滴青霉素、螺旋霉素。口不干，饮食可，脘不痞，小便不频。舌苔薄少，质略红，脉略数弱。

辨证：胃肠燥热，脾约便秘证。

治则：润肠泄热，行气通便。

处方：麻子仁丸加减。火麻仁 12g，川朴 10g，枳实 10g，大黄 5g，杏仁 10g，白芍 12g，紫菀 12g。3 剂，水煎服，每日 1 剂。

二诊：1990 年 5 月 26 日。服药 2 剂后，前半干，已不成形，后半黏滞，肛门有热感。3 剂后，大便已不干，便溏，有时嗳气。苔薄白，质略暗红，右脉较有力，左弦略细数（一息五至），小便正常。上方改大黄为 4g，加牡丹皮 10g，3 剂，水煎服，每日 1 剂。

三诊：1990 年 5 月 29 日。大便已不干，肛门仍热，苔薄白，质略暗红，脉弦。4 剂，水煎服，每日 1 剂。

按语：患者多次服用抗生素，伤及津液，导致胃肠燥热，使肠道失于濡润，故大便干结，辨为胃肠燥热、脾约便秘证，治当润肠泄热，行气通便，方予麻子仁丸加减，肺与大肠相表里，故加紫菀润肺下气以助通便。

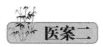 医案二

患者：郝某某，女，84 岁，1995 年 2 月 6 日初诊。

现病史：患者大便数日 1 次，质略干已数年。大便难下，便后腹部空痛，口干，饮较多喜凉饮，腹中热，大便后食欲则好转，略咳有黏痰，难吐，舌略暗红，无苔，有裂纹，脉弦略细，小便可。

辨证：胃阴虚、肝肾阴不足证。

治则：滋阴通便，补益肝肾。

处方：沙参麦冬汤加减。沙参 10g，桑叶 10g，玉竹 12g，白扁豆 25g，麦冬 15g，花粉 15g，肉苁蓉 20g，火麻仁（捣）12g，白芍 12g，甘草 6g。4 剂，水煎服，每日 1 剂。

按语：本案便秘为大肠传导失常所致，与肺脾胃肝肾等脏腑功能失调有关。便秘的辨证当分清虚实，实者包括

热秘、气秘、冷秘，虚者包括气虚、血虚、阳虚、阴虚。患者口干喜凉饮，腹中热是胃热的表现；舌脉为阴虚内热之象。胃热过盛，津伤液耗，肠失濡养，无水舟停。《温病条辨》曰："水不足以行舟，而结粪不下者。"治当增水行舟，选用滋阴增液、润肠通便、补益肝肾的药物治疗，助水行舟则便通。

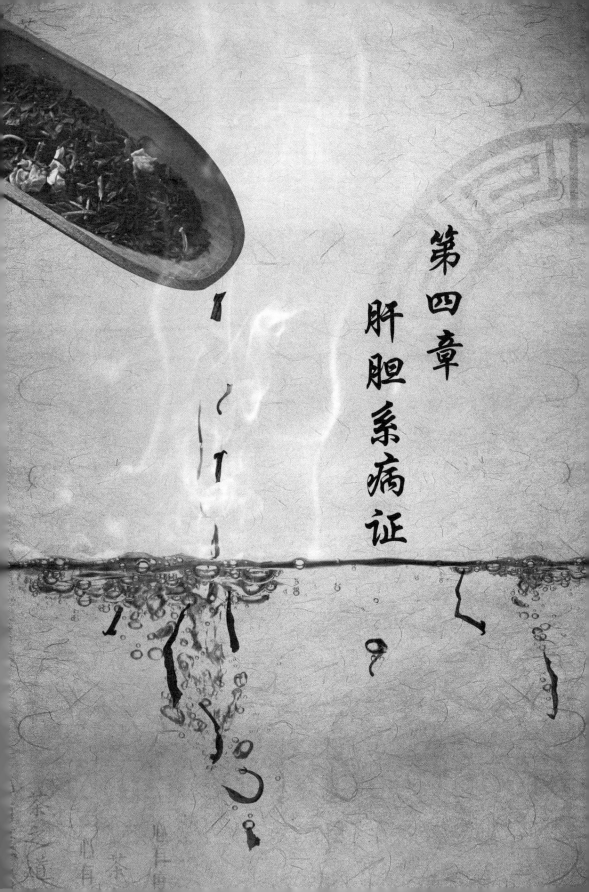

第四章

肝胆系病证

第一节 胁痛

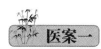 **医案一**

患者：田某某，男，41岁，1995年3月24日初诊。

现病史：患者右胁略胀不适。纳可，余正常。舌苔薄微黄，脉弦略细，大小便正常。B超示轻度脂肪肝，胆（-）。血流变：黏度稍高。

辨证：肝胆气郁。

治则：疏肝理气。

处方：大柴胡汤加减。柴胡15g，枳实10g，黄芩10g，清半夏10g，白芍12g，香附10g，炒麦芽15g，佛手10g，甘草6g，山楂20g。4剂，水煎服，每日1剂。

二诊：1995年4月7日。药后右胁不适减轻，后因饮酒又感不适，口不干苦，苔薄微黄，脉弦略细，纳可，大便可，小便可。上方改佛手为12g。3剂，水煎服，每日1剂。

三诊：1995年4月14日。右胁不适感已不显，偶感不适，苔薄黄，脉弦细。大便正常。上方加丹参 12g。4 剂，水煎服，每日 1 剂。

按语：《伤寒论》云："太阳病，过经十余日，反二三下之，后四五日，柴胡证仍在者，先与小柴胡。呕不止，心下急，郁郁微烦者。为未解也，与大柴胡汤，下之则愈。"此病案患者胁下不适，邪结已偏于里，故予大柴胡汤加减。

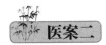 医案二

患者：罗某某，男，52 岁，1992 年 5 月 27 日初诊。

现病史：患者右胁闷痛已两三年，每因情绪、劳累易作，纳可，口不干，心时烦，无冷热，舌苔薄白，质略暗红，脉弦略数，大便略干，小便黄。B 超示胆囊炎。

辨证：肝气郁滞，肝血不畅证。

治则：疏肝行气。

处方：大柴胡汤加减。柴胡 15g，大黄 6g，枳实 10g，黄芩 10g，清半夏 10g，白芍 15g，延胡索 10g，川楝子 10g，郁金 10g。3 剂，水煎服，每日 1 剂。

二诊：1992 年 5 月 30 日。症同前，大便稀，每日 2 次，苔根较黄厚，质暗红，脉弦。上方改大黄为 5g，加栀子 10g。3 剂，水煎服，每日 1 剂。

三诊：1992 年 6 月 3 日。右胁痛减，口中涩，心烦消失，

大便每日2次，质软，舌根苔略黄厚，脉可，纳可。上方5剂，水煎服，每日1剂。

按语：大柴胡汤具有枢转少阳、开结泻热的功效。初诊时患者郁热明显，故选用大柴胡汤加减，方中大黄与枳实虽是承气汤的主要药物，但在此方中大黄泻热破结，枳实行气导滞，正适合少阳肝火郁结。

医案三

患者：王某，男，69岁，1989年2月28日初诊。

现病史：左胸胁隐痛数月。患者数月前无明显诱因出现左胸胁隐痛。现症见：咳黄痰，略胸闷，口略干，略心烦，胸中热，有嗜酒史，舌苔薄白，舌质稍暗红，脉弦略沉稍数，大便正常。

辨证：痰热陷胸证。

治则：清热化痰，理气解郁。

处方：小陷胸汤加减。瓜蒌20g，清半夏10g，黄芩10g，桑白皮12g，栀子10g，延胡索10g，川楝子10g，桂枝10g，郁金12g，莱菔子15g，紫苏子10g。3剂，水煎服，每日1剂。

二诊：1989年3月5日。上症均减，胁痛止，腹略痛，舌苔黄稍厚，舌边瘀斑，脉略弦数。原方加赤芍12g。5剂，

水煎服，每日 1 剂。

按语：小陷胸汤出自《伤寒论》："小结胸病，正在心下，按之则痛，脉浮滑者，小陷胸汤主之。"临床中辨证为痰热互结者均可应用小陷胸汤治疗，本案方中改黄连为黄芩主清肺中痰热。痰热壅阻气机则表现为"不通则痛"，以胁肋部隐痛为主症，故加川楝子、延胡索以疏肝理气。

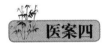 **医案四**

患者：刘某，女，45 岁，1889 年 3 月 18 日初诊。

现病史：患者左胁、左肩、左膝下胀痛如刺，左头亦痛，每于经前 10 天左右即发作，经至则症减，心烦，月经周期 30 天至 2 个月，血块不多，色浅，小腹略痛，腰亦痛，大便干舌苔稍黄厚，脉弦涩略沉。

辨证：经血郁阻证。

治则：行气解郁。

处方：四逆散加减。柴胡 12g，桃仁 10g，红花 10g，大黄 4g，赤芍 12g，香附 10g，郁金 12g，延胡索 10g，甘草 6g。4 剂，水煎服，每日 1 剂。

二诊：1889 年 3 月 29 日。药后各处痛均显减，或止，心烦减，大便已不干，小腹有下坠感，怕冷，苔薄白，舌质淡，脉沉细涩缓（一息三至），小便正常，不频。左侧痛止，乏力，食欲时差，食后脘胀。

辨证：瘀血大部已去，气虚下陷证。

治则：活血化瘀，升举阳气。

处方：补中益气汤加减。生黄芪 15g，白术 10g，陈皮 10g，升麻 6g，柴胡 6g，党参 10g，当归 10g，甘草 6g，桂枝 10g，桃仁 12g，赤芍 10g，红花 10g。4 剂，水煎服，每日 1 剂。

按语：本案病机属虚实兼夹，症状复杂，故治疗时当细辨病机，慎定治则。该患者辨证为气滞血瘀兼脾虚，首诊选四逆散加减以理气散郁，再诊选补中益气汤加活血化瘀之品以补气行气。方药对症，病机立转，方药随变，谨守病机。力求方药与病机丝丝入扣。

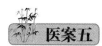
医案五

患者：董某，女，50 岁，1988 年 10 月 28 日初诊。

现病史：患者两乳外侧连及腋下痛 20 余天。以往经前痛，经后即止，本次于上次经期行经后 2 天即痛，稍动即重，生气加重，无热感，纳减，口干，饮不解渴，烧心，心烦，眠可，舌苔薄黄，脉弦，二便正常。

辨证：肝气郁滞证。

治则：疏肝解郁，行气导滞。

处方：逍遥散加减。当归 10g，白芍 12g，赤芍 12g，柴胡 12g，茯苓 15g，白术 10g，薄荷 6g，炙甘草 6g，牡丹皮 10g，栀子 10g，佛手 12g，延胡索 10g，川楝子 10g。2 剂，水煎服，每日 1 剂。

二诊：1988 年 10 月 31 日。胁痛减，药后大便稀，苔薄黄，脉弦。辨证治则同上。上方加花粉 12g，改佛手为 15g，延胡索为 12g。3 剂，水煎服，每日 1 剂。

按语：胁痛主要责之于肝胆。因为肝位居于胁下，其经脉循行两胁，胆附于肝，与肝呈表里关系，其脉亦循于两胁。肝为刚脏，主疏泄，性喜条达；主藏血，体阴而用阳。若情志不舒，饮食不节，久病耗伤，劳倦过度，或外感湿热等病因，累及于肝胆，导致气滞、血瘀、湿热蕴结，肝胆疏泄不利，或肝阴不足，络脉失养，即可引起胁痛。本案患者疼痛部位循肝经所过，病位在肝，生气加重，证属肝气郁滞，故治以疏肝行气，用逍遥散加减治疗。方中柴胡疏肝解郁，当归、白芍养血柔肝，当归之芳香可以行气，白芍味甘可以缓急；白术、茯苓健脾去湿，使运化有权，气血有源；炙甘草益气补中，缓肝之急，虽为佐使之品，却有襄赞之功；薄荷少许，助柴胡疏肝郁；如此既补肝体，又助肝用，气血兼顾，肝脾并治，立法全面，用药周到，故为调和肝脾之名方。本案随证加用丹皮、栀子清热除烦；

佛手、川楝子、延胡索以增其行气止痛之功。

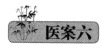 医案六

患者：李某某，女，27岁，1991年12月6日初诊。

现病史：右胁胀满痛，右上腹痛，矢气多，加重月余。口干苦，心烦，近3天时有冷热，大便干，小便不黄，苔中较黄厚，脉弦数，右寸浮。

辨证：胆经郁热证。

治则：和解少阳，内泻热结。

处方：大柴胡汤加减。柴胡15g，枳实12g，黄芩10g，清半夏10g，白芍10g，大黄5g，延胡索10g，川楝子10g，栀子10g。4剂，水煎服，每日1剂。

二诊：1991年12月19日。右胁脘痛止，脘略胀满，口苦去，口干，心烦减，冷热除，大便已不干，苔中白略厚，脉弦。上方加莱菔子15g。5剂，水煎服，每日1剂。

按语：本证乃因少阳之邪内传阳明、化热成实而致。少阳病未解，故见时有冷热，胁满；邪入阳明，化热成实，气机被阻，腑气不通，故见右上腹痛，大便干。治当和解少阳为主，内泻热结为辅。方选大柴胡汤加减，本方由和解少阳的小柴胡汤与轻下阳明热结的小承气汤合方加减而成。

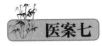 **医案七**

患者：牛某，男，32岁，1991年12月5日初诊。

现病史：患者右胁下阵痛年余，胁下有热感，皆夜间较重。近半年腰痛，四肢乏力，夜卧易盗汗，口苦乏味，脘痞满，食欲可，食则脘胀，嗳气不爽，心烦躁，心急不定，头晕，耳鸣，听力减，喜太息。舌苔白厚，质可，脉弦滑，大便时稀，小便略频。

辨证：痰热内郁证。

治则：清热利湿。

处方：蒿芩清胆汤加减。青蒿15g，黄芩12g，枳实10g，竹茹12g，茯苓20g，清半夏10g，陈皮10g，滑石20g，青黛1g，柴胡12g，栀子10g，甘草6g。5剂，水煎服，每日1剂。

二诊：1991年12月12日。夜未盗汗，腰痛减，余同上。苔较黄厚，脉弦，二便同前。给予大柴胡汤加减。处方：柴胡15g，枳实12g，黄芩10g，清半夏10g，苍术10g，川朴10g，陈皮10g，茯苓20g，延胡索10g，川楝子10g，栀子10g，甘草6g。5剂，水煎服，每日1剂。

按语：蒿芩清胆汤对于湿热弥漫郁阻于少阳三焦之证效果显著，故对盗汗之症立效。而湿热相对集中于少阳之

第四章 肝胆系病证

经络，且有肝气郁滞者，则首选大柴胡汤。若湿热内聚内敛，已无外蒸弥散之势，以郁阻肝胆经络为主，则以龙胆泻肝汤为主，此细微之处，能辨别清楚，则疗效迥异。

医案八

患者：王某，女，16岁，1989年3月26日初诊。

现病史：患者患肝炎2年，现右胁有时作痛，脘略胀，食欲略差，乏力明显，时感恶心，口略苦。二便可。苔薄白，舌质可，有齿印，脉弦。

辨证：脾虚肝郁证。

治则：益气健脾，疏肝解郁。

处方：四君子汤加味。党参12g，茯苓12g，白术10g，陈皮10g，青皮10g，炒三仙各12g，生甘草6g，佛手10g。14剂，水煎服，每日1剂。

二诊：1989年4月10日。患者服健脾疏肝消食中药十余剂后，食欲大增，夜醒后即感饥饿，乏力显减，症已不显，空腹时反胃胀。小便不黄。根苔薄白，舌质可，脉可。处方：党参12g，茯苓12g，白术10g，陈皮10g，山楂20g，青皮10g，炒神曲12g，生甘草6g，炒麦芽12g。6剂，水煎服，每日1剂。

三诊：1989年4月16日。患者近几日感冒发热，今已退热。自述无明显不适感。苔薄白，舌质可，脉略弦。上方 6 剂，水煎服，每日 1 剂。

四诊：1989 年 4 月 28 日。查乙肝五项 HBsAg 1：64，肝功基本正常。大便稍干，小便不黄，有时乏力，食欲可，腹不胀。时咳吐白黏痰，晨起时恶心，口不干。舌苔白稍厚，舌质正常，脉可。处方：清半夏 10g，陈皮 10g，茯苓 15g，枳实 10g，竹茹 12g，茵陈 15g，山楂 20g，生麦芽 12g，白芥子 10g，生甘草 6g。7 剂，水煎服，每日 1 剂。

五诊：1989 年 5 月 28 日。近几天来，食欲不振，恶心，口苦，嘴里发黏，舌质淡，舌边有齿痕，苔白厚，脉缓滑略细。处方：白术 10g，清半夏 10g，陈皮 10g，茯苓 20g，枳实 9g，竹茹 10g，麦芽 15g，谷芽 15g，山楂 15g，生甘草 6g，茵陈 12g。7 剂，水煎服，每日 1 剂。

六诊：1989 年 6 月 19 日。腹时胀，食欲可，食量可，乏力减，口苦，吐涎沫，生气后因感咽部有痰而引起恶心。大便正常，上次月经提前来潮。苔薄白，舌质可，脉可。5 月 28 日方加炒神曲 15g，改茯苓为 15g。3 剂，水煎服，每日 1 剂。

按语：本案属脾虚肝郁之胁痛，方选四君子汤益气健脾，佐以炒三仙消积化滞，再加少量理气疏肝之药便可。虽不用行气活血止痛之药，却能达到满意疗效。

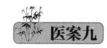

患者：张某，女，52 岁，1990 年 3 月 20 日初诊。

现病史：患者右胁痛阵作，二三天可痛 1 次，已近 1 年，脘胀，夜间小腹胀则胸憋闷，屈膝可减轻，视物模糊，口干，饮亦干，略头晕，无耳鸣腰痛，食欲尚可，食后脘胀、嗳气，食后易吐酸已几十年，身乏力，时咳黄痰，舌少苔略红，脉弦，大便不干，小便时黄。

既往史：四五年前曾患肝炎，阴唇起小米样点，痒，白带多，有头痛病史，腿痛病史已愈。查肝功正常。

辨证：肝阴亏虚证。

治则：柔肝、滋阴。

处方：一贯煎加减。生地黄 15g，枸杞 12g，麦冬 12g，当归 10g，川楝子 10g，天花粉 10g，玉竹 10g，白芍 20g，甘草 6g，车前子 12g。3 剂，水煎服，每日 1 剂。

二诊：1990 年 3 月 27 日。口干减，脘胀显减，胁肋阵痛。上方加延胡索 10g。3 剂，水煎服，每日 1 剂。

三诊：1990 年 4 月 4 日。诸症减轻，食后仍吐酸，舌中部无苔、润，脉弦细，白带仍多。3 月 20 日方加炒三仙各 12g。3 剂，水煎服，每日 1 剂。

按语：肝为刚脏，肝阳离不开肝阴的制约，肝阴亏虚则肝阳横冲直撞。本案处方重用白芍柔肝敛肝，当归养肝血，生地、麦冬、天花粉等滋肝阴，川楝子泄肝，使阴阳得以平衡，诸症悉除。

 医案十

患者：齐某某，女，27 岁，1995 年 2 月 10 日初诊。

现病史：患者左肋骨痛较重，服逍遥丸后痛减，左背胀，近日小腹胀稍痛，心烦，纳差，食后左肋痛显，大便先干后溏。苔薄白，脉弦。

辨证：肝气郁结证。

治则：疏肝解郁，理气止痛。

处方：四逆散加减。柴胡 15g，白芍 12g，枳实 12g，香附 10g，延胡索 10g，川楝子 6g，乌药 10g，槟榔 20g，生麦芽 15g，木香 10g，甘草 6g。4 剂，水煎服，每日 1 剂。

二诊：1995 年 2 月 21 日。药后症均减，小腹时痛，头时晕，苔稍腻微黄，脉弦略缓，大便已不干。上方改白芍为 15g，槟榔为 15g，加九节菖蒲 12g。5 剂，水煎服，每日 1 剂。

三诊：1995 年 3 月 14 日。药后症除，近 7 ~ 8 天左胁背胀不适，小腹未痛，心稍烦，头晕，食欲稍差，食后略不适，苔稍白厚，脉略弦，大便不干。处方：柴胡 15g，白芍 12g，枳实 10g，清半夏 10g，黄芩 10g，香附 10g，青皮 12g，炒麦芽 15g，九节菖蒲 12g，甘草 6g。3 剂，水煎服，每日 1 剂。

按语：《灵枢·五邪》曰："邪在肝，则两胁中痛。"《景岳全书·胁痛》曰："胁痛之病本属肝胆二经，以二经之脉皆循胁肋故也。"胁痛主要责于肝胆。肝失条达，疏泄不利，气阻络痹，而致胁痛。主要治法以疏肝解郁、理气止痛为主，首诊患者兼有小腹胀稍痛、纳差、大便先干后溏等胃肠积滞的症状，故加用消食行气的药物。三诊时患者兼有头晕、苔稍白厚等痰湿内阻的症状，故加用燥湿化痰、开窍醒神的药物。

医案十一

患者：刘某某，女，37 岁，1995 年 3 月 21 日初诊。

现病史：患者右肋阵刺痛略胀，连及右肩背，已月余，加重半个月，口干不欲饮，食欲尚可，不心烦，略乏力，不敢食凉。月经持续 20 多天始净，血色黑暗，经期全身乏力，时膝关节痛，末次经量极少即止。大便正常，小便可。舌苔略黄厚，质可，脉弦略沉。

辨证：少阳瘀滞证。

治则：和解少阳，兼以通络。

处方：大柴胡汤加减。柴胡 12g，枳实 10g，黄芩

10g，清半夏 10g，白芍 12g，香附 10g，延胡索 10g，青皮 10g，炒麦芽 15g，苍术 10g，丹参 12g，甘草 6g。3 剂，水煎服，每日 1 剂。

按语：《医方考》记载："胁者，肝胆之区也。"胁痛当责之肝胆。本案患者右肋刺痛略胀、经血色暗、末次月经量少提示少阳经脉气血瘀滞，不通则痛，故方选大柴胡汤化裁，以和少阳，通经络。

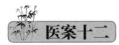 医案十二

患者：郭某某，女，32 岁，1995 年 2 月 24 日初诊。

现病史：患者右胁时痛 1 个月，腰背时痛，口渴，饮水稍多，食欲可，食后脘痞，有时心略烦，身无冷热。睡醒后腰背痛重。近 1 年头额有时剧痛，舌苔略黄厚，质可，舌下络正常，脉弦数（一息五至）。月经周期正常。B 超示胆囊炎，双肾正常。

辨证：少阳湿滞证。

治则：和少阳，化湿热。

处方：大柴胡汤加减。柴胡 15g，枳实 12g，黄芩 12g，清半夏 10g，白芍 12g，栀子 10g，延胡索 10g，川楝子 6g，苍术 10g，川朴 10g，陈皮 10g，甘草 6g。4 剂，水煎服，每日 1 剂。

二诊：1995年3月3日。服上药后，腰背病减。口干欲饮水，身乏力，厌油腻食，食欲欠佳，舌苔根薄黄，脉弦。继用上方，改柴胡为12g，枳实为10g，去苍术加党参10g，白术10g。4剂，水煎服，每日1剂。

按语：《丹溪心法》记载："胁痛，肝火盛，木气实，有死血，有痰流注。"本案患者右胁时痛提示病位在少阳，口渴、食后脘痞、心烦、苔黄厚提示湿热郁滞，湿滞经脉，不通则痛，故方选大柴胡汤加减，以和解少阳，清化湿热。

医案十三

患者：孔某某，男，45岁，1994年12月23日初诊。

现病史：患者右胸胁至季肋处疼痛2个月余，初无寒热，右胁有胀痛如刺感，抚之有条状硬感，无热感，口不干，近1年目干涩，时心烦。舌根苔稍白厚，舌质可，舌下络正常，脉弦涩，大小便正常。今日在地区医院做超声检查示胆囊炎，地区医院初诊断为"右侧静脉炎"。

辨证：肝胆经瘀血证。

治则：活血化瘀，疏肝通络。

处方：复元活血汤加减。柴胡15g，花粉12g，当归10g，炮山甲10g，桃仁12g，红花10g，熟大黄3g，延胡索10g，川楝子6g，赤芍12g，甘草6g。4剂，水煎服，每日 1 剂。

按语：胁痛病位在肝胆，患者右胁有胀痛如刺感，脉弦涩辨证为瘀血证。选用复元活血汤加减，患者曾服用桂枝茯苓丸加减，虽桂枝茯苓丸亦治疗瘀血证，但其病位在胞宫，故无效。

医案十四

患者：齐某，男，46 岁，1989 年 4 月 14 日初诊。

现病史：患者近 3 个月左胁阵痛，间歇发作，略胀，与情志不畅有关，饮酒后易发作，吐酸，口酸，食欲近几天差，二便正常，心烦。舌苔厚，色黄褐，质稍红赤，脉弦涩细较沉。

辨证：中焦湿热证。

治则：清化中焦湿热。

处方：清中化湿汤加减。苍术 10g，厚朴 12g，陈皮 10g，清半夏 10g，茯苓 20g，枳实 10g，黄连 5g，栀子 10g，木通 10g，延胡索 10g，川楝子 10g，甘草 6g。3 剂，水煎服，每日 1 剂。

二诊：1989 年 4 月 20 日。上症均显减，苔转薄黄，舌质已不红，脉同上。上方继服 3 剂，水煎服，每日 1 剂。

按语：患者中焦湿热阻滞，很大程度上影响了肝气的运行、疏泄，表现出一系列肝气不舒的症状，方用清中化湿汤清中焦湿热治本，佐以川楝子泄肝，延胡索活血行气。湿热去，道路通，肝气畅行无阻，则诸症得减。

第二节 黄疸

医案

患者：张某某，女，28 岁，1994 年 12 月 4 日初诊。

现病史：患者手足黄月余，皮肤略黄，巩膜稍黄，食欲差 7～8 天，食后脘痞、乏力，平时常心慌，口苦，心烦，无寒热，身不痒，不恶心，苔薄白，质可，脉细弦，大便正常，小便不黄。11 月 21 日地区医院查肝功正常，HBsAg 阴性，肝脏 B 超正常，建议做胰头 B 超（具体结果不详）。

辨证：脾虚湿热郁滞证。

治则：健脾清热利湿。

处方：茵陈蒿汤合五苓散加减。茵陈 30g，栀子 10g，板蓝根 15g，党参 10g，茯苓 20g，白术 10g，陈皮 10g，炒麦芽 15g，泽泻 10g，猪苓 10g。5 剂，水煎服，每日 1 剂。

按语：《金匮要略》记载："黄家所得，从湿得之。"本案患者食后脘痞、乏力、脉细提示脾虚，脾胃虚弱，运化失常，气血亏虚，久之肝失所养，疏泄失职，而致胆液不循常道，随血泛溢，浸淫肌肤，发为黄疸，脾虚为本，湿热为标，故治以健脾为主，佐以利湿退黄之品。

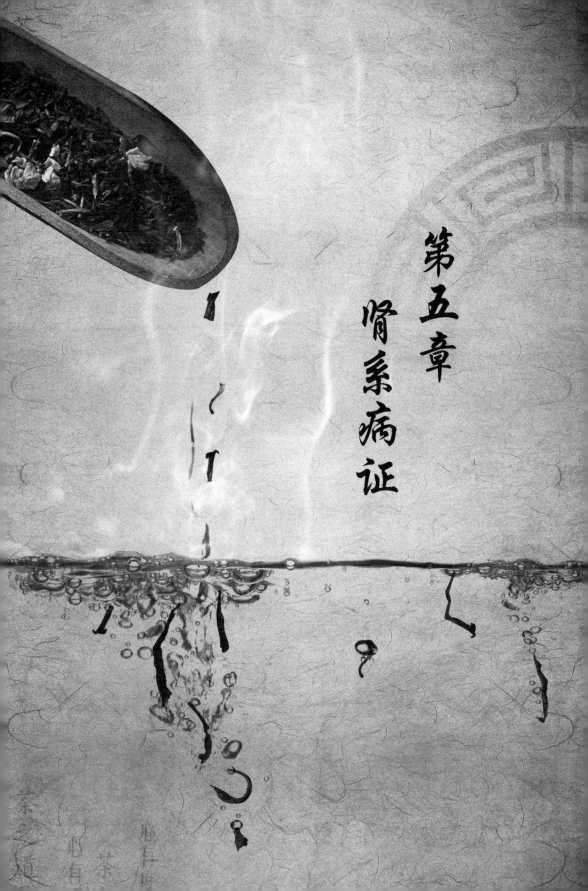

第五章

肾系病证

第一节　水肿

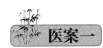 **医案一**

患者：吕某，女，42岁，1989年3月26日初诊。

现病史：患者髋部以下肿胀已3年。自两踝肿起，每年春天加重，夏日后减轻、肿除。食欲可，脘不痞，头偶晕，心不慌。近1个月干咳，未曾感冒，两大腿内侧有高起，皮肤肿块如掌大。左右对称，发紧皮色稍苍白，眠可，口不干，乏力，无腰痛、耳鸣，大、小便正常。月经如常。检查胸透正常。省级医院疑为甲亢。血红蛋白5～6g/L。舌苔薄白，舌质涩尚可，舌尖有瘀点。脉弦数（一息五至）。

辨证：脾虚湿停，肝虚证。

治则：运脾化湿。

处方：参苓白术散加减。党参10g，茯苓20g，白术10g，白扁豆12g，薏苡仁20g，桔梗10g，陈皮10g，泽泻10g，猪苓10g，甘草6g。3剂，水煎服，每日1剂。

二诊：1989 年 3 月 30 日。身紧感稍减，药后白带显减，药后阴道流药汁样物，干咳减，苔薄白，舌尖瘀点，脉弦略细。上方加车前子 15g，改薏苡仁为 30g。4 剂，水煎服，每日 1 剂。

三诊：1989 年 4 月 3 日。症稍减，苔薄白，干咳昨夜稍重，舌质略淡，右脉弦细数（一息五至），左脉弦。给予参苓白术散合二仙汤加减治疗。党参 12g，茯苓 20g，白术 12g，陈皮 10g，山药 15g，薏苡仁 30g，桔梗 6g，泽兰 12g，淫羊藿 12g，仙茅 10g，枸杞 10g，车前子 15g（包煎），甘草 6g。5 剂，水煎服，每日 1 剂。

按语：《景岳全书·肿胀》曰："凡水肿等证，乃肺、脾、肾三脏相干之病。盖水为至阴，故其本在肾；水化于气，故其标在肺；水惟畏土，故其制在脾。"本案患者以水肿为主症，病机为脾虚失运，水湿泛溢周身。症状以双下肢水肿为主，辨为阴水，本虚标实。首诊方选运脾化湿之参苓白术散，三诊在此基础上加二仙汤以补先天。脾肾同调，助水液气化。

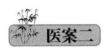 **医案二**

患者：刘某某，女，28 岁，1991 年 3 月 25 日初诊。

现病史：患者自去年 12 月份先见下肢肿，渐及全身，按之凹陷不明显，已查尿常规正常，在地区医院查血常规正常。饮食尚可，脘痞满，口干不欲饮，晨起有时恶心，吐黄苦水，心烦，头额眉棱时痛，头时晕，耳略鸣，眠时少时多，腰酸痛，活动痛减，舌前部苔薄白，舌中根苔薄黄，质可，脉略沉弦数（一息近五至）。大便时干，小便可。月经如期，色黑，量减少，一般 1 ~ 2 天净，起于夏天，至今小腹胀满，与饮凉水有关，末次月经已过 20 天。已服维生素 B1、维生素 C、脑清片、利水药。

辨证：肝胆郁，水血不畅证。

治则：调畅气机，活血利水。

处方：桂枝茯苓丸加减。茯苓 20g，桂枝 6g，牡丹皮 10g，赤芍 12g，桃仁 10g，泽兰 15g，清半夏 10g，陈皮 10g，枳实 10g，竹茹 12g，泽泻 12g。6 剂，水煎服，每日 1 剂。

二诊：1991 年 4 月 1 日。耳鸣去，腰未痛，身肿胀不减，下肢夜间时刺痛，苔稍厚腻，质暗，脉弦略沉数。脘胀满，晨未恶心，口干，咽有痰感。大便已不干，小便正常。月经未至。上方去桂枝、竹茹、清半夏，加猪苓 12g，栀子 10g，莱菔子 15g，川牛膝 15g，改泽泻为 15g，枳实为 12g、茯苓为 25g。6 剂，水煎服，每日 1 剂。

三诊：1991 年 4 月 8 日。症减，下肢未痛，前几天行经，伴经前后腰痛，量少，2 天净，色黑减，身胀感减。咽有痰阻感，口干、心烦减，稍头晕，脘胀、头额痛减，苔较黄厚，脉弦，大便不干。处方：清半夏 10g，陈皮 10g，茯苓 20g，枳实 12g，竹茹 12g，远志 10g，石菖蒲 10g，郁金 12g，黄芩 10g，栀子 10g，泽泻 12g，泽兰 15g。6 剂，水煎服，每日 1 剂。

按语：《金匮要略》记载："妇人宿有癥病，经断未及三月，而得漏下不止，胎动在脐上者，为癥痼害。妊娠六月动者，前三月经水利时，胎也。下血者，后断三月衃也。所以血不止者，其癥不去故也，当下其癥，桂枝茯苓丸主之。"本案患者腰痛、月经色黑量少均为下焦瘀血之征，"血不利则为水"，故见肢肿。选用桂枝茯苓丸化裁，水血同治，加半夏、陈皮、枳实等调畅气机。

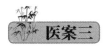 医案三

患者：贺某某，女，53 岁，1995 年 3 月 14 日初诊。

现病史：患者全身肿胀 10 多年，1976 年行子宫切除术，此后四肢肿胀，近年头面腹部亦胀满，胸时闷，食欲差，脘痞，时泛泛欲恶心，有时头稍晕，眠差，口不干苦，心烦，头部多在晨痛，舌苔稍黄厚，质稍红，脉沉弦，大便不干，小便常黄，近服用丹参片、氨苯蝶啶，血压 140/100mmHg，未服过中药。

辨证：中焦湿热证。

治则：清化中焦湿热。

处方：清中化湿汤加减。清半夏 10g，陈皮 10g，茯苓 20g，枳实 10g，竹茹 12g，黄芩 10g，栀子 6g，苍术 10g，川朴 10g，青皮 10g，橘络 10g，车前子（包煎）15g。3 剂，水煎服，每日 1 剂。

二诊：1995 年 3 月 17 日。面肿减，下肢亦较前灵活，头晕痛减，胸闷减，恶心减，心烦，眠均好转，舌苔转薄黄，舌质略红，脉沉弦。上方改川朴为 12g，青皮为 12g。4 剂，水煎服，每日 1 剂。

按语：本案患者胸时闷、食欲差、脘痞、时泛泛欲恶心、心烦、舌红苔黄厚提示体内湿热过盛，故予清中化湿汤加减，方中清半夏、陈皮、茯苓、枳实、竹茹、苍术、厚朴、青皮、橘络燥湿化痰，理气和中；黄芩、栀子清热燥湿，泻火除烦；车前子清热利水。

医案四

患者：孟某某，男，53 岁，1995 年 3 月 10 日初诊。

现病史：患者下肢肿，晨目泡肿 2 个月余。乏力嗜睡，纳可，口不干苦，头不晕，耳不鸣，腰不痛，多梦。舌根部苔略黄厚，质略暗红。脉沉弦有力，略滑硬。大便正常，小便浑浊夜重，有白沉淀，已查尿常规正常。血压

150/106mmHg。

辨证：湿热下注证。

治则：清热利湿。

处方：茯苓 25g，泽泻 12g，白术 10g，猪苓 12g，车前子 15g，萆薢 15g，节菖蒲 12g，土茯苓 15g，川牛膝 15g。4 剂，水煎服，每日 1 剂。

二诊：1995 年 3 月 14 日。多梦减少，小便混浊减，未见沉淀，仍感乏力，下肢仍肿，大便不干，根苔转薄白，质暗红减，脉弦滑数。血压 150/100mmHg。上方加泽兰 15g。3 剂，水煎服，每日 1 剂。

三诊：1995 年 3 月 17 日。查尿常规阴性，小便已不浑浊，沉淀消失，仍下肢肿，苔略黄厚，脉弦，稍滑，大便可。上方改茯苓为 30g，加苍术 10g。4 剂，水煎服，每日 1 剂。

按语：本案患者下肢肿、小便浑浊、舌根苔黄厚提示湿热下注，故以清热利湿为基本大法。

医案五

患者：杨某某，女，43 岁，1973 年 7 月 13 日初诊。

现病史：患者四肢肿胀，近踝部肿胀已年余，患关节炎 10 多年，现关节炎加重，外踝处肿明显，下肢时热，两大腿处常起瘀斑、痛，皮下不变，足踝部痛，腰痛，指节痛，心烦，舌苔薄少，质可，脉弦，大便正常，月经正常。嘱其查抗"O"类风湿因子。

辨证：湿热血瘀证。

治则：清热利湿活血。

处方：四妙散加减。苍术 10g，黄柏 10g，川牛膝 20g，薏苡仁 30g，地龙 10g，泽兰 12g，牡丹皮 10g，赤芍 10g，栀子 10g，车前子 15g。3 剂，水煎服，每日 1 剂。

二诊：1973 年 7 月 16 日。下肢踝肿显减，下肢痛显减，大腿皮下未起新斑，旧斑渐消变软，左头时痛，苔薄白，脉略弦，二便可。查血常规阴性，血沉 14mm/h，抗"O">1 : 500，强阳性，类风湿因子阴性，上方继服 4 剂，水煎服，每日 1 剂。

三诊：1973 年 7 月 20 日。症减，外感咳黄痰。上方加黄芩 10g。3 剂，水煎服，每日 1 剂。

四诊：1973 年 7 月 27 日。症减不显。处方：荆芥 10g，防风 10g，黄柏 10g，牛膝 20g，薏苡仁 30g，赤芍 12g，牡丹皮 10g，泽兰 12g，甘草 6g。7 剂，水煎服，每日 1 剂。

按语：本案患者踝部胀重、下肢热提示下焦湿热，大腿处瘀斑提示瘀血，故予四妙散加活血化瘀之品。

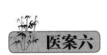

医案六

患者：谢某某，女，42 岁，1993 年 7 月 6 日初诊。

现病史：患者全身时肿胀，在 1988 年前后患淋证，现耳鸣，无腰痛，头不晕，纳可，大便常干，小便正常，下肢中度浮肿，月经正常。苔略白厚，质可，脉弦细数（一息五至）。检查尿常规阴性，血常规血红蛋白 10g/L，其余正常。

辨证：肾虚水湿内停证。

治则：益肾利水渗湿。

处方：五苓散合二仙汤加减。茯苓 25g，泽泻 12g，白术 10g，猪苓 12g，车前子 15g，枸杞 10g，淫羊藿 12g，仙茅 10g，黄柏 10g。6 剂，水煎服，每日 1 剂。

二诊：1993 年 7 月 16 日。肿全消，仍耳鸣，口略干，大便不干，苔白厚，不腻，质略暗红，脉弦细。上方 6 剂，水煎服，每日 1 剂。

三诊：1993 年 8 月 3 日。偶眼泡肿，耳鸣，纳可，苔稍黄厚，脉弦，二便可。处方：茯苓 25g，泽泻 12g，白术 10g，猪苓 12g，车前子 15g，清半夏 10g，陈皮 10g，枳实 10g，石菖蒲 12g，黄芩 10g。6 剂，水煎服，每日 1 剂。

按语：本案患者下肢浮肿、苔白厚提示水湿内停，肾开窍于耳，耳鸣、脉细提示肾虚，故与五苓散合二仙汤化裁，利水渗湿，兼以益肾。患者二诊时症状减轻，故不更方。三诊时患者舌苔稍黄厚，内有湿热，故改方为五苓散加清热化湿药物。

医案七

患者：张某某，女，49岁，1993年6月18日初诊。

现病史：患者周身乏力、身肿10多年。10年前按慢性肾炎治疗，现症见：乏力，面及下肢肿，时头晕，耳鸣，口略苦有异味，纳呆，恶心，心烦，时胸闷，气短，皮下瘀斑，苔略黄厚，脉弦，二便可，血压168/120mmHg。检查尿蛋白（++++）、粗颗粒管型；心电图示左室肥厚。

辨证：阳气虚衰，湿热内蕴证。

治则：益气温阳，清热利湿。

处方：党参10g，附子10g，干姜6g，大黄（后下）5g，陈皮10g，苍术10g，川朴10g，车前子15g，甘草6g。4剂，水煎服，每日1剂。

二诊：1993年7月13日。下肢浮肿减，恶心稍强，口咸消失，口不干，食欲差，时胸闷，中前苔转薄黄根稍厚，舌质淡，脉弦，大便略干，小便时尿道胀。上方改党参为12g，附子为12g，干姜为10g。3剂，水煎服，每日1剂。

明理辨证——谷越涛医案选

按语：本案患者十余年病史、乏力、气短提示阳气不足，口苦、头晕、恶心、苔黄厚提示湿热内蕴，故以温阳益气、清利湿热合法，以扶正祛邪，标本兼治。

第二节　淋证

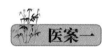 **医案一**

患者：秦某某，女，39岁，1992年1月13日初诊。

现病史：患者于1991年12月20日在某部队医院做一次碎石后，于左侧L4、L5横突间可见沿输尿管走行的0.3cm×2.0cm大小的密度增高阴影，双肾区、右输尿管走形区及膀胱区内未见阳性结石之阴影。超声意见：左输尿管结石。腰痛，腹两侧不适，午后加重。口干，饮食可，舌苔略黄厚，舌质可，右脉弦涩，左脉弦细涩略沉。

辨证：三焦湿热证。

治则：清利湿热，排石通淋。

处方：金钱草20g，海金沙15g，地龙10g，栀子10，川牛膝15g，木通10g，滑石20g，瞿麦15g，黄芩10g，硼砂1.5g，朴硝2g，火硝2g。7剂，水煎服，每日1剂。

按语：淋证基本治则为实则清利，虚则补益。患者饮食不节，嗜食辛辣肥甘醇酒之品，致湿热内生，蕴结膀胱，煎熬尿液，结为砂石，治以清利湿热，排石通淋。

医案二

患者：段某某，男，68岁，1991年12月17日初诊。

现病史：患者小便频，涩，痛，微热半个月，常头晕，外感加重，纳略差，有时恶心，腰略痛，乏力懒动，夜咳频，白痰，苔薄白，质可，脉略沉弦。大便时干。曾自行服用消炎药及中药（具体不详）。

辨证：气虚证。

治则：补脾益气。

处方：补中益气汤加减。生黄芪15g，白术10g，陈皮10g，升麻6g，柴胡6g，党参10g，当归10g，桔梗10g，紫菀10g，黄芩10g，甘草6g。3剂，水煎服，每日1剂。

药后诸症显减。

按语：脾肾气虚时，膀胱容易感受外邪，而致本病。治当固本，选方补中益气汤。虽《丹溪心法》中说："最不可用补气之药，气得补而愈胀，血得补而愈涩，热得补而愈盛。"但验之临床实际，未必都是如此。

第三节 阳痿

患者：李某，男，47 岁，1990 年 3 月 22 日初诊。

现病史：患者阳痿 4 个月余，神疲，乏力，头略晕痛，耳不鸣，记忆力减退，眠少，心烦，口略苦，饮食近未减，脘不痞，大便正常（原来稍干），小便频。舌苔较黄厚，舌质略红，舌边瘀斑，脉略弦细。

辨证：肾阳亏虚，相火妄动。

治则：温补肾阳，清泻相火。

处方：二仙汤加减。淫羊藿 15g，仙茅 12g，枸杞 10g，苍术 10g，川朴 10g，陈皮 10g，茯苓 30g，黄柏 10g，栀子 10g，生龙骨 20g，生牡蛎 20g。7 剂，水煎服，每日 1 剂。

二诊：1990 年 4 月 23 日。睡眠增多，小便已不频，阳痿有好转，舌同上，脉弦。上方去川朴、生龙骨、生牡蛎，加赤芍 12g，牡丹皮 10g，石菖蒲 12g。7 剂，水煎服，每日 1 剂。

按语：凡阴阳之要，阳秘乃固。肾阳充足，肾气秘固，肝气能正常疏泄，则勃起有力。患者肾阳亏虚，肾气不固，使相火妄动，上扰心神，表现为身体上部能量过多而心烦、失眠，下部能量不足而阳痿、尿频。方用二仙汤补肾阳、泄相火，加重镇安神之龙骨牡蛎，如此改善整体能量分配，使阳痿得以改善。

第四节 遗精

 医案

患者：杜某某，男，26岁，1993年6月25日初诊。

现病史：患者右少腹麻木胀感半年，有气窜及脘腹痛，得矢气减，遗精较频，纳可，大便频，每日2～4次，质不稀，或有泡沫，小便正常。苔中部略黄腻，质可，脉略弦。已服六味地黄丸、归脾丸、健脑补肾丸，予四逆散加三棱煎、二妙丸。

辨证：肾虚不固。

治则：固肾涩精。

处方：金锁固精丸加减。潼沙苑（炒）30g，芡实（蒸）30g，莲子肉30g，龙骨（煅）20g，牡蛎（煅）20g。

二诊：1993年6月29日，症减不显，给予金锁固精丸加生地黄、山药、茯苓、乌药、降香，3剂，水煎服，每日1剂。

三诊：1993 年 7 月 2 日。遗精止，右腹麻木感减，脉弦略大，近日口糜。上方加黄柏 10g。

四诊：1993 年 7 月 6 日。未遗精，气窜，苔薄白，脉大之势除浮。上方 3 剂，水煎服，每日 1 剂。

五诊：1993 年 7 月 9 日。症减，夜易阳强，苔薄微黄，脉弦，大便每日 2～3 次。上方加大枣 3 枚。4 剂，水煎服，每日 1 剂。

按语：张秉成《成方便读》卷 4 云："夫遗精一证，不过分其有火无火，虚实两端而已。有梦者，责相火之强，当清心肝之火，病自可已；无梦者，全属肾虚不固，又当专用补涩，以固其脱。既属虚滑之证，则无火可清，无瘀可导，故以潼沙苑补摄肾精，益其不足；牡蛎固下潜阳，龙骨安魂平木，二味皆有涩可固脱之能；芡实益脾而止浊，莲肉入肾以交心，复用其须者，专赖其止涩之功，而为治虚滑遗精者设也。"

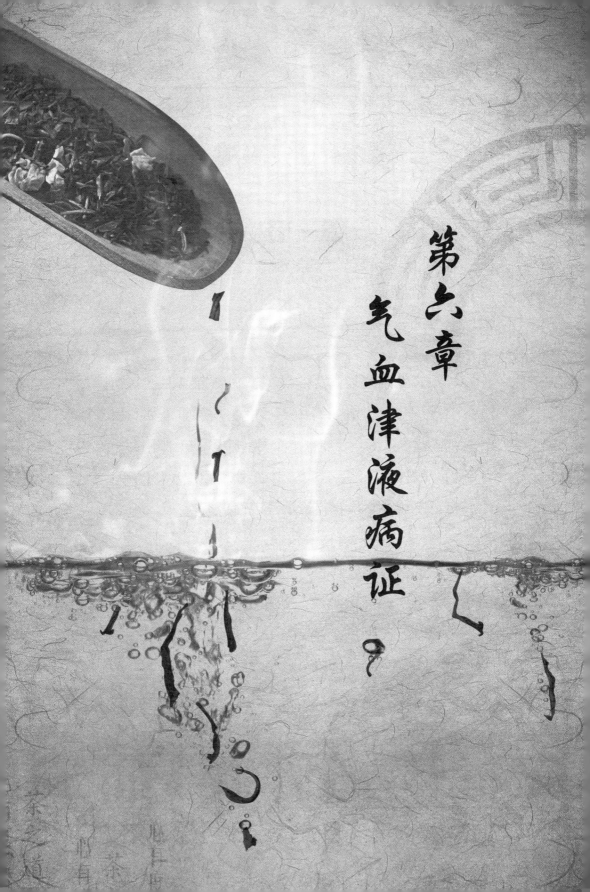

第六章

气血津液病证

第一节　郁证

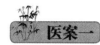

医案一

患者：邴某某，女，47 岁，1995 年 4 月 5 日初诊。

现病史：患者每胃中不适则心烦加重，欲悲哭，连及背部不适 5～6 年，加重半个月。脘痞，口干不欲饮，纳差，乏力。根苔稍白厚，质可，脉弦细，大便初头干，小便可，月经已不规律。检查胃镜示浅表性胃炎。

辨证：肝胃不和。

治则：疏肝理脾和胃。

处方：四逆散加减。柴胡 15g，白芍 12g，枳实 12g，栀子 10g，香附 10g，青皮 10g，莱菔子 15g，麦芽 15g，木香 15g，槟榔 16g，甘草 6g。3 剂，水煎服，每日 1 剂。

二诊：1995 年 4 月 7 日。药后诸症减。上方继服 4 剂，水煎服，每日 1 剂。

按语：四逆散药物少而精，为疏肝理气、调和脾胃的代表方。《伤寒论》中提到："少阴病，四逆，其人或咳，或悸，或小便不利，或腹中痛，或泄利下重者，四逆散主之。"其中虽首冠少阴病三个字，并非真正的少阴病，只是表示鉴别之意，临床多用于肝胃不和、肝脾不调等证。

医案二

患者：雷某，女，40岁，1996年11月1日初诊。

现病史：患者心烦，心感累，背沉，头晕，懒动，活动后则感累。口干，咽干，饮水多，饮亦干，夜卧亦出汗已半个月，阵发性胸闷，素有时悲哭症。易饥，食量较多，食后欲便，便后觉饥，进食时稍恶心，时感胸闷。舌苔较厚微黄，质可，脉略沉弦，大便不干，小便略频，小便时阴部有上抽感。月经基本正常。

辨证：肝郁，湿热郁证。

治则：清热利湿，理气和中。

处方：蒿芩清胆汤加减。青蒿15g，黄芩10g，枳实10g，竹茹10g，茯苓20g，清半夏10g，陈皮10g，栀子10g，佛手12g，滑石15g，甘草6g。5剂，水煎服，每日1剂。

二诊：1996年11月7日。阵发性憋闷次数减少，持续时间短。多在晨时出现憋闷。在家中易感心烦，近几天来悲哭，口干减，饮水减少，夜卧未出汗，食量减，食后欲便减，便后饥减，小便频减，便时上抽感仍有。眠可。

处方：清半夏 10g，陈皮 10g，茯苓 20g，枳实 10g，竹茹 12g，远志 10g，石菖蒲 12g，黄芩 10g，栀子 10g，青皮 10g，甘草 6g。6 剂，水煎服，每日 1 剂。

按语：湿性重浊，阻滞气机的升降出入，清阳不升，在上则头晕，在中则胸闷痞，湿滞经络肌肉，则背沉、懒动。三焦者，腠理毫毛其应，湿热郁于三焦，夜卧时卫气入里，行于阴，肤表不固，三焦之湿热易于往外蒸盛。湿热并作，皆脘痞，纳呆，此湿热重少阳。素有时悲哭症，为肝气郁结之象。故辨证为肝郁，湿热郁，治宜清热利湿，理气和中，方予蒿芩清胆汤加减。

医案三

患者：法某某，女，57 岁，1988 年 8 月 25 日初诊。

现病史：患者近 10 天因情志不畅，咽中异物感，吞咽不利，呕吐，少痰，心烦，四肢烦乱，前几年多次发作，夜晚发作，脉沉弦细，饮食正常。钡餐透视：上消化道未见器质性病变。

辨证：肝郁证。

治则：疏肝解郁。

处方：四逆散加减。柴胡 15g，白芍 12g，枳实 10g，佛手 12g，栀子 10g，桔梗 10g，甘草 10g。3 剂，水煎服，每日 1 剂。

二诊：1988 年 8 月 29 日。上症均减，苔薄白，脉沉弦，略胸闷，口不干苦，眠易醒。上方加瓜蒌 20g，莱菔子 15g。3 剂，水煎服，每日 1 剂。

按语：半夏厚朴汤虽为临床上梅核气所常用之方剂，但此症非半夏厚朴汤独效。半夏厚朴汤以痰气郁结为主，该患者以肝气郁为主，症状表现不限于咽部，见心烦四肢烦乱，故不用化痰为主、理气为辅的半夏厚朴汤，而选用疏肝解郁理气为主的四逆散。

第二节　血证

 医案一（鼻衄）

患者：翟某，男，26岁，1992年3月24日初诊。

现病史：患者右鼻孔出血2个月，量较多，头面热，头胀，口干，心略烦，左耳鸣，听力弱，苔薄白，质稍红，脉弦有力，大便略干，血压122/70mmHg。

辨证：血热肝亢证。

治则：平肝降冲凉血。

处方：镇肝熄风汤加减。白芍15g，天冬10g，川牛膝12g，代赭石15g，生龙骨20g，生牡蛎20g，小蓟20g，知母10g，夏枯草12g，牡丹皮10g。3剂，水煎服，每日1剂。

二诊：1992年3月27日。鼻衄显减，头胀显减，口干减，苔薄，质可，脉略弦，大便已不干。上方继服3剂，水煎服，每日1剂。

按语：衄血一证，肺热居多，胃热次之，肝阳上亢、冲气上逆引起之鼻衄又次之。本案辨为血热肝亢证，治宜平肝降冲，折其气血上冲之势，血自降，衄阻止。

 医案二（鼻衄）

患者：谷某某，男，17 岁，1992 年 3 月 27 日初诊。

现病史：患者鼻时衄血 7 天，口干，大便干，苔薄黄，质稍红，脉可。

辨证：阳明血热证。

治则：清热凉血。

处方：犀角地黄汤合白虎汤加减。生地黄 15g，牡丹皮 10g，大蓟 15g，生石膏 20g，知母 10g，大黄 5g，栀子 10g，茜草 10g。

二诊：1992 年 4 月 6 日。衄减，似有口干，大便略干，余同上。上方改大蓟为 20g，生地黄为 20g，生石膏为 30g，大黄为 8g，茜草为 12g，知母为 12g。3 剂，水煎服，每日 1 剂。

按语：口干、大便干提示阳明热证，鼻衄提示热迫血分，故以清阳明热、凉血为法。

 医案三（鼻衄）

患者：朱某，男，33 岁，1995 年 3 月 10 日初诊。

现病史：患者鼻衄已8天，1年前有发作，持续时间1个月，鼻干，口不干，遇热气后易衄血，头不晕痛，舌苔薄白，脉略沉弦有涩感，二便正常。

辨证：肺热迫血。

治则：清肺凉血化瘀。

处方：泻白散加减。桑白皮12g，地骨皮12g，黄芩10g，栀子10g，生地黄20g，牡丹皮10g，小蓟30g，侧柏叶炭10g，茜草10g，生甘草6g。4剂，水煎服，每日1剂。

按语：肺开窍于鼻，鼻干为肺热上蒸，鼻衄提示肺热迫血，血不循经，脉涩提示瘀血，故以清肺热、凉血活血为法。

医案四（尿血）

患者：牛某某，女，40岁，1995年3月21日初诊。

现病史：患者尿血3小时，无诱因，无腰腹痛，无不适。舌苔薄白，质可，脉一息四至，大便正常。末次月经已过20天，未到经期。B超示肾脏、膀胱、子宫正常。

辨证：下焦湿热。

治则：清利湿热，凉血止血。

处方：小蓟饮子加减。生地黄20g，牡丹皮10g，小蓟30g，炒栀子10g，乌贼骨20g，藕节30g，茜草10g，生甘草 6g。3 剂，水煎服，每日 1 剂。

二诊：1995 年 3 月 24 日。小便转清，尿常规见细胞少许，小便转清。小腹略胀大感，稍身软乏力，停电不能查尿，苔薄白，质可，脉可。上方加山茱萸 10g。4 剂，水煎服，每日 1 剂。

按语：本案用药为小蓟饮子加减。《医方考》卷 3："下焦结热血淋者，此方主之。下焦之病，责于湿热，经曰：病在下者，引而竭之。"

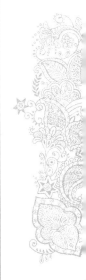

第三节　消渴

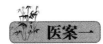 **医案一**

患者：曲某，女，61 岁，1988 年 12 月 12 日初诊。

现病史：患者糖尿病 7 年，久服消渴丸，近 2 周因尿糖增高（++ ~ ++++），又加服 D860。服药后尿糖降低后又升，口渴甚，喜温饮，时口干即饮，食量较多。腰痛已数年，白日腰痛显。乏力明显，时心烦自汗，时头晕目涩，耳鸣，去年耳鸣显，今年减，无盗汗。大便稍稀，每日 1 次，口渴甚时大便干，小便频而细。舌苔白稍厚，舌质稍红，脉右关滑略沉，寸尺稍弱，左脉弦略沉涩。

辨证：肾阴虚，相火旺。

治则：滋阴泻火。

处方：知柏地黄丸加减。知母 12g，黄柏 10g，生地黄 20g，牡丹皮 12g，山茱萸 10g，山药 20g，白术 12g，续断 12g，盐女贞子 12g。3 剂，水煎服，每日 1 剂。

二诊：1988 年 12 月 23 日。药后腰痛稍减，余同前，尿糖加重时两目昏花亦加重，舌苔薄白剥，质稍暗红，脉同上，大便正常。上方继服 5 剂，水煎服，每日 1 剂。

三诊：1988 年 12 月 30 日。腰痛减，耳鸣去，服药 3 剂后心慌，头晕，恶心，停用 2 天，又服后 2 剂无不适感觉。尿糖仍（++++），余症同前，大便稍干，小便有热感，舌苔薄白，有剥处，舌质稍暗红。脉左略沉涩。上方加天花粉 12g。5 剂，水煎服，每日 1 剂。

按语：《证治准绳·消瘅》曰："渴而多饮为上消（经谓膈消），消谷善饥为中消（经谓消中），渴而便数有膏为下消（经谓肾消）。"本案为下消，证属阴虚火旺，治则当虚实兼顾，首诊滋阴泻火，再诊加重滋阴固本之力。

医案二

患者：许某某，女，53 岁，1991 年 11 月 16 日初诊。

现病史：患者于 10 年前查出尿糖，未注意。5 年前生气后胃气上逆，乳胀。后去四川引起头皮毛囊炎。近 4 年服降糖药，但服优降糖有骨髓空虚感。现感觉身乏力，饮食量一般，口不干，脘略痞，时感身热汗出，面时热，不心烦，头有时晕，舌根苔较黄厚（刚食橘子），质稍暗，眠有时多，大便常干，小便有时浑如絮，腰不痛，脉沉弦略滑，刚断经，尿糖（+++）。

辨证：湿热内蕴证。

治则：清化湿热。

处方：清中化湿汤加减。苍术10g，川朴10g，陈皮10g，清半夏10g，茯苓20g，枳实10g，黄芩10g，栀子10g，竹茹12g，赤芍12g，牡丹皮10g，川牛膝12g。3剂，水煎服，每日1剂。

二诊：1991年11月19日。大便已不干，身热面热未出现，脘痞减，苔黄较厚，质暗，脉弦略沉滑。上方改苍术为12g，川朴为12g，陈皮为12g。6剂，水煎服，每日1剂。

按语：糖尿病当属中医"消渴"范畴，《素问》记载："此肥美之所发也，此人必数食甘美而多肥也，肥者令人内热，甘者令人中满，故其气上溢，转为消渴。"本案患者舌苔黄厚、脉滑提示体内湿热过重，面热头晕为湿热上蒸之象，故以清化湿热为法。

 医案三

患者：国某，男，44岁，1989年9月23日初诊。

现病史：患者口干渴，饮水多3个月。初无明显病因，自觉与自己烧窑火工作有关。喜凉饮，日二三壶，饮后可缓解一时。脘痞满，脘内热，经服中药后症状减轻，每次在阳光下干活时则全身发热似火烧火燎，热时不出汗，时心烦。身乏力。食欲显减，食量减少，头不晕，无痰，舌苔较厚腻，略黄润，舌质略暗红。脉略弦细。大便正常，小便多。查尿常规、肝功能均正常。

辨证：湿热中阻，津液失布。

治则：清中化湿。

处方：清中化湿汤加减。苍术 10g，川厚朴 10g，陈皮 10g，清半夏 10g，茯苓 20g，枳实 10g，黄芩 10g，栀子 10g，赤芍 12g，白术 10g，生甘草 6g。5 剂，水煎服，每日 1 剂。

二诊：1989 年 9 月 29 日。口干渴明显减轻，饮水量减少，之前口渴时不饮水不能忍耐，现可忍耐，饮食略好转。仍脘痞满，按之逆气，舌苔白腻厚，脉略弦，大便正常。尿常规阴性。上方改苍术为 12g，川厚朴为 12g，清半夏为 12g，茯苓为 30g，枳实为 12g，去白术，加莱菔子 15g。6 剂，水煎服，每日 1 剂。

按语：对于此类湿热中阻之实证，清中化湿汤有着很好的疗效。

第四节 自汗、盗汗

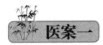

医案一

患者：王某，男，41岁，1989年3月10日初诊。

现病史：患者自汗2个月余。初起诱因不明显，每半夜12点后至早6点，醒则突然大汗淋漓，持续约半小时渐止，白日睡眠醒时一般不出汗，膝关节有疼痛感，胸闷微喘，两胁不适，心烦，口酸，不易入睡，睡1小时即醒1次，头不晕，食欲有减，敲腹有鼓音，大便正常，小便不黄，无腰痛，无耳鸣，舌苔白厚，质稍暗红，脉弦略滑数（一息六至）。体温36.8～37.2℃，查血常规正常，胸片正常。往日服用滋阴调营卫方20余剂无效。

辨证：湿郁少阳证。

治则：清胆利湿，和胃化痰。

处方：蒿芩清胆汤加减。青蒿15g，黄芩10g，枳实10g，竹茹10g，茯苓20g，清半夏10g，陈皮10g，滑石

15g，青黛3g，生甘草6g，栀子10g。3剂，水煎服，每日1剂。

药后诸症消失，病愈。

按语：夜间出汗多误诊为阴虚而用滋阴剂，盗汗与阴虚不能等同，同样，自汗亦非皆阳虚。本病案主症虽为自汗，但从其舌脉可知湿热内郁于里，治疗应遵其原则，不可一味补阳，故选蒿芩清胆汤以清胆利湿、和胃化痰；患者心烦明显，加用栀子清心除烦。

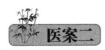 **医案二**

患者：刘某某，男，67岁，1991年11月18日初诊。

现病史：患者易汗出，有时盗汗，口干苦，能饮，纳呆，脘痞，心烦，晨身感燥热，头眩晕，耳鸣已几年，外感已1周多，舌苔黄厚，质可，脉略沉弦稍数（一息四至以上），大便不干，小便略黄。

辨证：三焦湿热，少阳枢机不利证。

治则：和解少阳，清利湿热。

处方：蒿芩清胆汤加减。青蒿15g，黄芩12g，枳实12g，竹茹12g，茯苓25g，清半夏10g，陈皮10g，滑石20g，青黛1.5g，栀子10g，生甘草6g，苍术10g。3剂，水煎服，每日1剂。

二诊：1991年11月23日。脘痞减，苔转薄，中苔较黄厚，右脉弦滑大，大便可。上方改苍术为 12g。3 剂，水煎服，每日 1 剂。

按语：蒿芩清胆汤是治疗少阳湿热证的代表方，以清透为主，降利共施，畅少阳之枢机，化湿郁之浊邪。

医案三

患者：何某某，男，52 岁，1991 年 12 月 7 日初诊。

现病史：患者头发懵，身时冷，夜卧盗汗已 4 天，口干苦，不欲饮，脘痞。舌苔厚腻微黄，脉一息四至，口干不欲饮，大便稍稀，小便一般，血压 138/92mmHg。

辨证：少阳湿热证。

治则：清利少阳湿热。

处方：蒿芩清胆汤加减。茯苓 20g，清半夏 10g，陈皮 10g，滑石 20g，青黛 1g，青蒿 15g，黄芩 10g，枳实 10g，竹茹 10g，栀子 10g。2 剂，水煎服，每日 1 剂。

二诊：1991 年 12 月 12 日。盗汗止，口干苦，血压 138/90mmHg，脘痞减，苔白略厚，脉可。上方加苍术 12g。3 剂，水煎服，每日 1 剂。

按语：盗汗的病机总属阴阳失调，腠理不固，营卫失和，汗液外泄失常。要分析出造成阴阳失调、营卫失和的原因，对症选方用药。本案患者盗汗是因湿热郁蒸导致的，湿热除则能盗汗止。

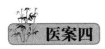 医案四

患者：张某某，女，46岁，1995年3月17日初诊。

现病史：患者阵汗出2个月余，稍胸闷，胸中热，心烦，食欲尚可，与情志有关，苔薄白，脉弦，大便干，月经不规律，已3月未至。

辨证：肝郁化火证。

治则：疏肝清郁热。

处方：丹栀逍遥散加减。当归10g，白芍10g，柴胡12g，茯苓20g，白术10g，薄荷6g，牡丹皮10g，栀子10g，甘草6g，佛手10g，炒麦芽15g。4剂，水煎服，每日1剂。

按语：本案患者诸症与情绪有关，胸闷、脉弦提示肝气郁滞，胸中热、心烦提示郁热，故予丹栀逍遥散加减。

第五节　内伤发热

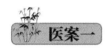

患者：刘某，男，59 岁，1988 年 9 月 5 日初诊。

现病史：患者七八天前感有低热（体温 37.6℃），4 天后热退，每进食后半小时至 1 小时则烧心、呕吐，每呕吐时则头额、头两侧痛，伴头晕，呕后头痛消失，略心烦，口苦，睡醒后口干，每呕吐时四肢凉（木旺乘土，脾主四肢），略感心跳、心慌，食欲不振，时轻度咳吐白稠痰，双肺呼吸音清，心音正常，心律齐，时心率快，舌苔稍厚微黄，舌质正常，脉弦数略沉，大便正常，小便深黄，曾服中药丸（具体药物不详）。

辨证：痰热郁于少阳，木火旺，克脾土，挟胃气上逆。

治则：清热化痰，降逆和胃。

处方：温胆汤加减。清半夏 10g，陈皮 10g，茯苓 12g，枳实 10g，竹茹 12g，柴胡 12g，黄芩 10g，甘草 6g。3 剂，水煎服，每日 1 剂。

按语：患者每呕吐时头额、头两侧疼，可知邪郁于少阳经络；木火旺，克脾土，而脾主四肢，故每呕吐时四肢凉。方中半夏辛温燥湿化痰，和胃止呕，为君药；臣以竹茹，甘而微寒，清热化痰，除烦止呕；半夏与竹茹一温一凉，化痰和胃，止呕除烦之功倍；陈皮辛苦温，理气行滞，燥湿化痰；枳实辛苦微寒，降气导滞，消痰除痞；陈皮与枳实也是一温一凉，而理气化痰之力增；佐以茯苓，健脾渗湿，以杜生痰之源；柴胡疏肝理气；黄芩清热泻火；以甘草为使，调和诸药。

医案二

患者：谷某，女，60 岁，1991 年 4 月 30 日初诊。

现病史：患者白露节前阵身热，汗出，饮食正常，脘不胀，口略干，饮不多，阵略头晕。眠时差，腰不痛，心烦。大便不干，小便涩痛，不数，苔略厚（略染苔），脉略弦，查尿常规隐血（﹣），血糖（＋＋＋＋）。

辨证：少阳湿热证。

治则：清利湿热。

处方：蒿芩清胆汤加减。青蒿 15g，黄芩 10g，枳实 10g，竹茹 12g，茯苓 20g，清半夏 10g，陈皮 10g，滑石

20g，栀子 10g，甘草 6g。7 剂，水煎服，每日 1 剂。

二诊：1991 年 5 月 10 日。身阵热减，心烦减，小便涩痛减，苔厚黄，脉略弦。上方加青黛 2g，7 剂，水煎服，每日 1 剂。

按语：蒿芩清胆汤证之热，多持续数月，甚至数年者，抗生素药物几乎无效，解表无效，清热解毒亦无效，唯以蒿芩清胆汤清透和解方效，且立竿见影。中医证（病机）的严密可知，经典方剂与证（病机）相对应之严密亦可知。正是一把钥匙开一把锁，非此方莫效，非此钥匙开不开此锁。

医案三

患者：朱某，男，63 岁，1992 年 7 月 19 日初诊。

现病史：患者全身发热，阵作已 1 个月。去年 8 月有次发作，时作时止，近 1 个月加重，身热如烤，口苦甚，无汗，后头痛，头脑不清，耳门处有肿胀感，无耳鸣，口干，不欲饮，心烦不甚，脘不胀，时逆气。舌中根苔较厚黄，质略暗红，脉弦数（一息五至），大便 5 日 1 次，质干结，小便浑黄。当地医院诊断为胃扭转，曾输液治疗。

辨证：三焦湿热郁滞证。

治则：清热利湿，理气行滞。

处方：蒿芩清胆汤加减。青蒿 15g，黄芩 12g，枳实 12g，竹茹 12g，茯苓 20g，清半夏 10g，陈皮 10g，滑石 20g，青黛 12g，生甘草 6g，栀子 10g，柴胡 12g。3 剂，水煎服，每日 1 剂。

二诊：1992 年 7 月 22 日。身热显减，口苦显减，头脑已清，有时头略晕，耳前胀减，口干减，苔已转薄白，脉弦数（一息五至），大便已下，质不干，小便已不黄。上方继服 2 剂，水煎服，每日 1 剂。

三诊：1992 年 7 月 25 日。身热消失，口苦除，头稍晕，耳前胀除，有血液流动感（少阳经瘀热去，气血已通），口不干（醒后口略干），纳可，眠差。舌根苔白稍厚，质可，脉弦略细，大便四天多未下，小便正常。给予清中化湿汤加减。处方：清半夏 10g，陈皮 10g，茯苓 20g，枳实 10g，竹茹 12g，黄芩 10g，栀子 10g，甘草 6g，远志 10g，石菖蒲 12g。3 剂，水煎服，每日 1 剂。

按语：患者发热，时作时止，缠绵难愈，乃湿热之邪郁遏肌表所致；湿热郁于三焦水道，故小便浑黄；胆经郁热，故口干，口苦。辨证为三焦湿热郁滞证，治宜清热利湿，理气行滞，方予蒿芩清胆汤加减。三诊患者耳前胀除，为少阳经瘀热去，气血已通，治宜清热利湿为主，方予清中化湿汤加减。

第六节 虚劳

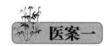 医案一

患者：曹某，女，28岁，1991年12月12日初诊。

现病史：患者近来神疲，略畏寒，头脑不清，目昏不明，口无干苦，痰不多，食欲略差，脘不痞，心中感累，舌苔厚腻，脉一般，二便可。

辨证：肾气不足，痰浊内蕴，清窍不利证。

治则：补肾，宣窍化痰。

处方：二仙汤加减。淫羊藿15g，仙茅12g，枸杞12g，苍术12g，陈皮12g，清半夏12g，茯苓30g，石菖蒲12g，肉桂6g，熟附子10g。5剂，水煎服，每日1剂。

二诊：1991年12月23日。神疲、畏寒好转，仍头脑不清亮，苔厚腻白，纳可，凌晨脘略满，脉弦滑数（午喝酒），二便正常，辨证治则同上，上方去桂附，改苍术为15g，加黄芩10g。3剂，水煎服，每日1剂。

三诊：1991 年 12 月 30 日。精神略差，目略模糊，纳可，大便每日 1 次，苔较厚微黄滑，脉可，辨证治则处方同上。5 剂，水煎服，每日 1 剂。

按语：本案为虚中夹实之证，本病单纯虚证并不多见，多因实致虚，实则多因过食肥甘，运动减少，蓄积成痰，痰浊阻中，运化受阻，虽食参芪，不能为人体所用，以致脏腑亏损。当此之时，视其虚实主次，选用补泄之法，或先泄后补，或补泄兼行，或泄多补少，或补多泄少，即补亦不可腻补，以防腻滞留邪。

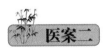

医案二

患者：于某，女，42 岁，1988 年 9 月 14 日初诊。

现病史：患者因关节炎服用雷公藤片 1 年多（2 片 / 次，3 次 / 日）及药酒中药，6 月 9 日查肝功能示谷丙转氨酶 53U/L，9 月 7 日谷丙转氨酶 192U/L、谷草转氨酶 180U/L。现感乏力，易出汗，食欲不振，腹有凉感，畏凉食，夜卧失眠，心慌，舌苔薄红，质稍淡，脉一般，食凉后则便易溏。

辨证：脾气虚证。

治则：健脾益气。

处方：四君子汤加减。党参 12g，云苓 15g，白术 10g，陈皮 10g，黄芪 15g，当归 10g，远志 10g，酸枣仁

15g，木香6g，甘草6g，生姜3片，大枣4枚。3剂，水煎服，每日1剂。

二诊：1988年9月30日。药后诉症显减，近上症又日益加重，苔薄少，脉弱。上方3剂，水煎服，每日1剂。

按语：患者乏力、易汗出、食欲不振为典型脾气虚证表现，治以健脾益气为主；患者畏凉食，食凉后便易溏可知脾阳亦有损伤，为防温燥伤阳选用了益气生津的党参为君；臣以苦温之白术，健脾燥湿，加强益气助运之力；佐以甘淡茯苓，健脾渗湿，苓术相配，则健脾祛湿之功益著；黄芪、当归益气养血；木香行气调中；酸枣仁宁心安神助眠；生姜、大枣健脾和胃；甘草，益气和中，调和诸药。四药配伍，共奏益气健脾之功。

第七节 癌病

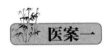 医案一

患者：任某，女，87 岁，1991 年 5 月 9 日初诊。

现病史：患者干咳 10 多天，加重二三天。口干不欲饮，纳可，身无冷热感，昨晨体温 37.3℃，前几天左背痛，现已消。大便数日 1 次，便干，小便正常。舌尖无苔略红，脉虚弦数（一息五至）。

辨证：肺阴虚证。

治则：滋阴益肺。

处方：沙参麦冬汤加减。沙参 10g，桑叶 10g，玉竹 12g，白扁豆 20g，麦冬 12g，花粉 10g，五味子 6g，生牡蛎 20g，浙贝母 10g，玄参 10g，甘草 6g，白薇 12g。3 剂，水煎服，每日 1 剂。

二诊：1991 年 5 月 17 日。干咳减，体温转正常，舌无苔，脉数。上方去白薇，改桑叶为 6g。6 剂，水煎服，每日 1 剂。

按语：本案为肺癌，只要按中医辨证用药，调节机体，症即好转，不用加什么抗癌专用药，稳住辨证治疗，就能控制局部，就能抗癌，特意加什么抗癌药，非但无效，反而出现毒副反应，已屡见不鲜。

医案二

患者：相某某，女，55 岁，1991 年 11 月 20 日初诊。

现病史：患者去年 6 月做直肠癌手术，今年 6 月出现肝转移。现食欲不振，食后腹胀，口干，不敢多饮，身时不适，腹部时不适有内缩感时则体温 38℃，已 4 个月。近用消炎痛栓每日 1 次，可控制体温（已用 3 个月）。大便每日 2～3 次，质可，小便黄，巩膜中度黄染，下肢高度水肿（按之凹陷），舌根苔稍黄厚，质稍暗，右脉极弦细数，左脉弦细数。

辨证：三焦湿热证。

治则：清利三焦湿热。

处方：蒿芩清胆汤加减。青蒿 15g，黄芩 10g，枳实 10g，竹茹 12g，茯苓 25g，清半夏 10g，陈皮 10g，滑石 20g，青黛 1g，栀子 10g，柴胡 12g，泽泻 10g，甘草 6g。3 剂，水煎服，每日 1 剂。

二诊：1991 年 11 月 28 日。上方服第 2 剂时呕（因停消炎栓后体温升高 38.4℃），第 4 剂加大腹皮、车前子，近几天食欲略好，仍口干，胸中稍热，眠略差，巩膜黄略减，下肢肿稍减（服氨苯蝶啶），大便不干、不爽，小便略有热感，两胁隐痛，舌苔略黄厚，脉沉弦细数。上方改柴胡为 15g，泽泻为 12g，青黛为 1.5g，黄芩为 12g。4 剂，水煎服，每日 1 剂。

按语：中医讲究辨证论治，治疗肿瘤亦是如此，不应谈癌色变，更不可一遇肿瘤便处白花蛇舌草、半枝莲之属。本案患者食欲不振、口干不欲饮、小便黄、苔黄厚等表现仍属湿热为患，故以清热利湿为法。

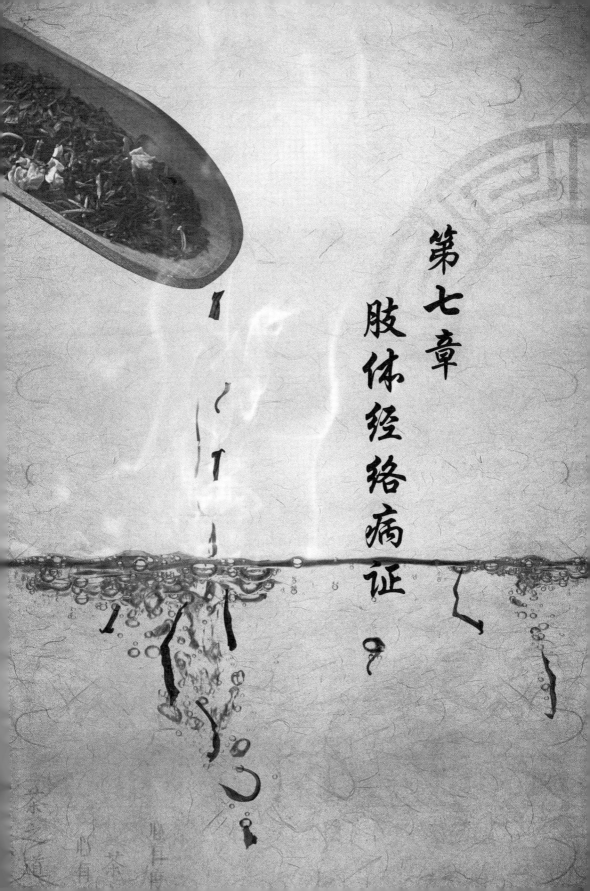

第七章
肢体经络病证

第一节　痹证

患者：晋某某，男，41 岁，1991 年 7 月 27 日初诊。

现病史：患者左小腿转筋样痛、沉 4 ~ 5 天。苔薄白，左脉弱。

辨证：筋脉失濡。

治则：调和肝脾，柔筋止痛。

处方：芍药甘草牛膝汤加减。白芍 30g，甘草 10g，川牛膝 20g，独活 10g，羌活 10g。2 剂，水煎服，每日 1 剂。

二诊：1991 年 7 月 31 日。左小腿痛减，左髋又痛，有沉重感，苔较厚腻，微黄。脘不满，食欲差。处方：苍术 12g，黄柏 10g，川牛膝 20g，薏苡仁 30g，延胡索 10g，陈皮 10g，独活 10g，羌活 10g，赤芍 12g。3 剂，水煎服，每日 1 剂。

三诊：1991 年 8 月 3 日。左腿仍痛，喜暖，口不干苦，舌根苔略白厚，右脉弦涩。给予温通法治疗。处方：当归 10g，细辛 6g，通草 6g，桂枝 10g，白芍 20g，熟附子 10g，木瓜 15g，甘草 10g，苍术 12g。2 剂，水煎服，每日 1 剂。

四诊：1991 年 8 月 5 日。左髋痛止，唯左踝略痛，舌根苔白稍厚，脉略弦。上方改附子为 12g。3 剂，水煎服，每日 1 剂。

五诊：1991 年 8 月 8 日。左腿痛基本止，左膝怕风，苔薄白，脉弦细。上方 3 剂，水煎服，每日 1 剂。

六诊：1991 年 8 月 12 日。今日又感左小腿木痛，苔较厚略黄，脉弦涩，口不干苦，纳反增，腿喜暖，二便可。处方：当归 10g，川芎 10g，防风 10g，细辛 6g，桂枝 10g，茯苓 20g，川牛膝 15g，独活 10g，苍术 10g，陈皮 10g，木瓜 15g，甘草 6g。2 剂，水煎服，每日 1 剂。

按语：芍药甘草牛膝汤对筋脉挛急有良好的柔筋、缓急止痛作用。患者二诊时苔厚腻微黄，似有热象，用黄柏、赤芍后，苔黄去而痛不减，且喜暖之像明显，三诊时及时改以温通为主，腿痛遂止。病机微妙，辨证务必细微准确，谨守病机，假象去真相显，病机变方随变，务使方药与病机丝丝入扣，方可收药到病除之效。

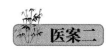 **医案二**

患者：修某，女，25 岁，1989 年 2 月 27 初诊。

现病史：患者产后已 7 个月，产后出现右肩背两手腕拇指关节痛，有凉感，喜温按，稍乏力。舌薄白，质正常，脉略缓弱。

辨证：经脉虚寒证。

治则：温经通脉。

处方：当归四逆汤加减。当归 10g，细辛 5g，通草 10g，桂枝 10g，片姜黄 10g，白芍 15g，炙甘草 10g，黄芪 15g，生姜 4 片，大枣 3 枚。7 剂，水煎服，每日 1 剂。

二诊：1989 年 3 月 13 日。上症稍减，两肩胛内侧岔气样痛，喜温按，两拇指关节夜间屈伸不利。苔薄白，脉弦。辨证治则处方同上。3 剂，水煎服，每日 1 剂。

按语：痹证是指人体肌表、经络因感受风、寒、湿、热等引起的以肢体关节及肌肉酸痛、麻木、重着、屈伸不利，甚或关节肿大灼热等为主症的一类病证。本病与外感风寒湿热之邪和人体正气不足有关。风寒湿等邪气，在人体卫气虚弱时容易侵入人体而致病。患者产后体虚，经脉虚寒，失于温通，不通则痛，故治以温阳散寒。当归四逆汤以桂枝汤去生姜，倍大枣，加当归、通草、细辛组成。

方中当归甘温，养血和血；桂枝辛温，温经散寒，温通血脉，为君药。细辛温经散寒，助桂枝温通血脉；白芍养血和营，助当归补益营血，共为臣药。通草通经脉，以畅血行；大枣、甘草，益气健脾养血，共为佐药；大枣既合归、芍以补营血，又防桂枝、细辛燥烈大过，伤及阴血。甘草兼调药性而为使药。全方共奏温经散寒，养血通脉之效。

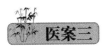 **医案三**

患者：苏某，女，53岁，1989年3月27日初诊。

现病史：患者左膝疼痛三四年，近半年变天时加重，局部无冷热，无肿，饮食正常，时腰痛，苔薄白，质可，脉左沉弦涩。查血沉正常，血常规正常。

辨证：肝肾两虚，风寒湿痹阻。

治则：补肝肾，祛风湿。

处方：独活寄生汤加减。独活10g，桑寄生10g，秦艽10g，防风6g，细辛3g，川芎10g，当归10g，生地黄15g，白芍12g，桂枝10g，茯苓15g，怀牛膝20g，川断12g，甘草10g。3剂，水煎服，每日1剂。

二诊：1989年3月31日。左膝痛减，左小腿酸痛，行走有缩紧感，腰臀时隐痛，苔薄白，脉弦，右脉略涩。辨证治则同上，上方改白芍为15g。3剂，水煎服，每日1剂。

三诊：1989 年 4 月 3 日。症同前，今晨稍轻，苔稍厚微黄，脉弦略沉，夜不痛，行走痛减。处方：白芍 30g，川牛膝 30g，甘草 12g，延胡索 12g，当归 10g。4 剂，水煎服，每日 1 剂。

四诊：1989 年 4 月 7 日。左小腿痛显减，昨日步行之后未发作，左膝痛亦轻，苔薄白，脉弦。上方继服 5 剂，水煎服，每日 1 剂。

按语：本案患者久病肝肾两虚，风寒湿痹阻经脉发病，中药治以补肝肾、祛风湿，故选独活寄生汤加减。独活寄生汤出自《备急千金要方》，为祛湿剂，具有祛风湿、止痹痛、益肝肾、补气血之功效，主治痹证日久，肝肾两虚，气血不足证。

医案四

患者：邱某，女，54 岁，1991 年 5 月 15 日初诊。

现病史：患者两足踝以下麻，时轻时重，已多日，加重 2 天。有凉感，头有时晕，略胸闷，纳减，近日时口干，耳不鸣，手指尖略麻，大便不干，小便可，舌苔薄白，质可，脉涩弦略沉。已服天麻丸、维生素 B1，自述血脂高（具体数值不详）。

辨证：经络瘀阻证。

治则：化痰行瘀通络。

处方：当归四逆汤加减。当归10g，通草6g，桂枝10g，白芍20g，甘草6g，白芥子10g，丹参12g，怀牛膝15g。3剂，水煎服，每日1剂。

二诊：1991年5月18日。足麻略减，根苔稍厚微黄，脉弦略沉。上方改丹参为15g，牛膝为20g，加桃仁10g，去白芍，改为赤芍12g。3剂，水煎服，每日1剂。

三诊：1991年5月21日。足麻减，凉感减，苔薄白，脉略弦滑。上方改白芥子为12g。3剂，水煎服，每日1剂。

四诊：1991年5月27日。膝凉已不显，近日又感凉，口略干，苔薄少，脉沉细弦涩。处方：当归10g，通草6g，桂枝10g，白芍15g，白芥子12g，丹参15g，怀牛膝20g，桃仁10g，木瓜15g，甘草10g。6剂，水煎服，每日1剂。

五诊：1991年6月3日。近2天足未麻，未感凉，头时凉，口略干，根苔白稍厚，脉沉弱。上方加细辛5g，3剂，水煎服，每日1剂。

六诊：1991年6月13日。近几天外感，哮喘病犯，服西药后现喘已不显，口干，脘略痞，纳减。舌根苔较厚微黄，脉弦略细，大便不干。处方：当归10g，通草10g，桂枝6g，白芍12g，白芥子10g，丹参15g，怀牛膝20g，桃仁 10g，木瓜 15g，细辛 5g，苍术 10g，黄芩 6g，甘草6g。4 剂，水煎服，每日 1 剂。

七诊：1991 年 6 月 18 日。足又麻，较前减，脘内热，苔稍白厚，脉弦。上方去苍术，改黄芩为 10g，3 剂，水煎服，每日 1 剂。

八诊：1991 年 7 月 2 日。近三天出汗多，胸闷气短，躺卧后加重，口干不欲饮，心烦，无痰，头略晕，头阵痛发紧沉，眠差，饮食差，不恶心，舌根苔略黄厚，质可，脉沉弦，大便可，小便可。辨证为痰热阻胸。处方：瓜蒌 15g，清半夏 10g，黄连 6g，陈皮 10g，茯苓 20g，枳实10g，竹茹 12g，栀子 10g，远志 10g，石菖蒲 10g。2 剂，水煎服，每日 1 剂。

按语：痹证日久，关节刺痛，固定不移，按之较硬，或僵硬变形，形体顽麻，屈伸不利，或硬结、瘀斑、面色暗黧，舌质紫暗或有瘀斑，舌苔白腻，脉弦涩，为痰瘀互结、留滞肌肤、闭阻经脉所致，治疗宜化痰行瘀、蠲痹通络。

医案五

患者：陈某，女，37 岁，1991 年 5 月 5 日初诊。

现病史：患者全身痛 5 ~ 6 年。初腰髋酸痛已 10 多年，渐全身痛，卧起后痛较重，活动减，身畏寒，下肢凉，自觉"气出不来"，有时腹胀，矢气减，头懵目眩，觉矢气则胁下胀减，食欲可，口干苦，心烦，面略胀，身胀，乏力沉重，大便干，小便可，小便少时则腹胀，月经如期，量少，色黑，末次月经刚过，白带多如黄涕，舌苔厚腻微黄，脉略沉弦涩。

辨证：气、血、痰、湿郁证。

治则：行气解郁。

处方：越鞠丸加减。川芎 10g，苍术 12g，香附 10g，栀子 10g，陈皮 10g，清半夏 10g，茯苓 20g，枳实 12g，赤芍 12g，薏苡仁 20g，柴胡 15g，郁金 12g。5 剂，水煎服，每日 1 剂。

二诊：1991 年 5 月 10 日。口干苦减，白带减，苔略黄厚，脉沉弦。上方加陈皮 12g，4 剂，水煎服，每日 1 剂。

按语：症状越多，病情越复杂时，愈应抓住主证（即病机），以精炼之方，切中肯綮。本案患者综合分析其症状，当以气郁为主，兼有血郁、痰郁和湿郁，用越鞠丸治疗。服后如抽丝剥茧。紧守病机，各司其属，及时调整方药，方能使坚冰消融，最后获胜而释。

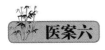
医案六

患者：孙某，男，38 岁，1995 年 3 月 28 日初诊。

现病史：患者指腕关节、左膝踝关节痛 4 ~ 5 个月，腰有时热，苔薄白，脉弦。服用独活寄生汤7剂后痛渐减。

辨证：痹证日久，肝肾两虚，气血不足证。

治则：祛风湿，止痹痛，益肝肾，补气血。

处方：独活寄生汤加减。独活10g，桑寄生12g，秦艽10g，防风10g，细心6g，川芎10g，当归10g，白芍12g，桂枝10g，生地黄15g，茯苓20g，川牛膝20g，熟附子20g，甘草6g，生姜5片。3剂，水煎服，每日1剂。

二诊：1995年3月31日。腰痛止，膝关节痛未作，掌心早晨痛，口不干，二便可，苔薄白，质可，脉弦。上方4剂，水煎服，每日1剂。

三诊：1995年4月18日。指腕关节痛止，左膝痛止，左踝微痛。苔薄白，质可，有齿印，右脉弦细，左脉弦，二便可。上方3剂，水煎服，每日1剂。

按语：风寒湿邪客于经络关节，气血运行不畅，又兼肝肾不足，气血亏虚，筋骨失养，故见指腕关节、左膝踝关节痛。辨证为痹证日久，肝肾两虚，气血不足证，治宜祛风湿，止痹痛，益肝肾，补气血，方予独活寄生汤加减。

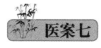 **医案七**

患者：李某某，男，38岁，1994年6月15日初诊。

现病史：患者两膝小腿痛累感已半年余，前几天有时

明理辨证——谷越涛医案选

作痛，与天气变化有关，有热感，不肿，站立时加重，脘腹满，口干，不欲饮，头略晕，头后部隐痛。右胁时痛，引背不适，常服消炎利胆片。大便稍干成块，小便有热感，尿频，舌苔厚略黄，脉滑数（一息五至）。

辨证：三焦湿热证。

治则：清利三焦湿热。

处方：清中化湿汤加减。苍术 10g，川牛膝 15g，川朴 10g，陈皮 10g，清半夏 10g，黄芩 10g，木通 10g，茯苓 20g，枳实 12g，柴胡 15g，大黄 4g，栀子 10g。3 剂，水煎服，每日 1 剂。

二诊：1994 年 6 月 23 日。2 剂后乏力明显，停几天药后又服第 3 剂，症减。现两膝以下胀痛，无凹陷，内有热感，外反觉凉。余症同上，下肢浅表静脉瘀阻。舌根苔略黄稍厚，质可，右脉略滑大，大便稀，小便有热感。给予四妙丸加减。

处方：苍术 10g，黄柏 10g，川牛膝 15g，薏苡仁 20g，赤芍 10g，牡丹皮 10g，茯苓 20g，栀子 10g。5 剂，水煎服，每日 1 剂。

按语：湿阻上焦，上蒙清窍，则见头晕；湿阻中焦，困脾，气机失畅，则见脘腹满；湿阻下焦，尿频，小便热；湿邪困阻肢体经络，则见小腿累疼；舌苔厚略黄，脉滑数，皆为湿热困阻之象。辨证为三焦湿热证，治宜清利三焦湿热，方予清中化湿汤加减。二诊患者两膝以下胀痛，有热感，湿热下注明显，故治宜清热利湿、舒筋壮骨，方予四妙丸加减。

医案八

患者：肖某某，女，58岁，1994年10月23日初诊。

现病史：患者两髋、腿、腰痛已15年左右。右侧股骨头坏死，天气变化前症加重，无肿，怕冷怕热，膝关节略肿，心烦，口不干，饮食尚可，脘不满，舌苔薄白，质稍暗淡，中根苔稍白厚，脉弦，重按无力，大便可，小便浑浊并异味大2年。

辨证：湿热下注证。

治则：清热利湿。

处方：四妙散加味。苍术10g，黄柏10g，怀牛膝15g，薏苡仁20g，萆薢20g，石菖蒲10g，益智仁10g。3剂，水煎服，每日1剂。

二诊：1994年11月2日。来人代取药，药后平安，继用上方，2剂，水煎服，每日1剂。

三诊：1994年11月4日。上方后尿浑浊稍减，纳可。上方改萆薢为25g，薏苡仁为25g。4剂，水煎服，每日1剂。

四诊：1994年11月8日。小便浑浊减，关节痛减，昨日已可下楼走动。上方 3 剂，水煎服，每日 1 剂。

五诊：1994 年 11 月 11 日。小便浑浊已消失，但色黄，右大腿至膝痛，纳好转。上方改薏苡仁为 30g，怀牛膝为 20g。4 剂，水煎服，每日 1 剂。

六诊：1994 年 11 月 15 日。小便正常，右大腿痛稍减，站久时乏力，行时痛，纳好转。处方：苍术 10g，黄柏 10g，怀牛膝 20g，薏苡仁 30g，萆薢 20g，石菖蒲 10g，益智仁 10g。3 剂，水煎服，每日 1 剂。

七诊：1994 年 11 月 18 日。小便清澈，余同上。上方 4 剂，水煎服，每日 1 剂。

八诊：1994 年 11 月 22 日。痛如上，苔不厚。上方 3 剂，水煎服，每日 1 剂。

九诊：1994 年 11 月 25 日。腿动时痛。上方改黄柏为 12g。4 剂，水煎服，每日 1 剂。

十诊：1994 年 11 月 29 日。症同前，口渴，苔不厚，膝部略肿。上方 3 剂，水煎服，每日 1 剂。

十一诊：1994 年 12 月 23 日。停药约 20 天，站立走动时右髋疼重，左膝肿，易心烦，纳食略少，口渴，苔根部略白厚，尿黄不浑，大便正常。处方：苍术 10g，黄柏 12g，怀牛膝 20g，薏苡仁 30g，萆薢 20g，石菖蒲 10g，益智仁 10g，茯苓 20g，泽兰 15g。4 剂，水煎服，每日 1 剂。

按语：痹证是由于人体正气不足，感受外界的风寒湿三种邪气，三种邪气杂合在一起侵入人体，停留在关节、肌肉、经络产生疼痛叫痹证，分为行痹、痛痹、着痹和热痹，本案患者疼痛部位在下，天气变化前症加重，且伴有小便浑浊异味大、苔厚，应为着痹，病机为湿热下注，故选方四妙散加味。

医案九

患者：刘某某，女，44岁，1995年2月7日初诊。

现病史：患者全身关节痛5～6年，失眠1个月。关节疼痛与天气有关，痛处略肿，有热感，晨起时痛胀肿明显，怕冷，口干，心烦乱，食欲差，脘内热，易心慌，舌苔较厚微黄，质可，脉弦细数（一息五至）。大小便正常，月经如期，量减少。

辨证：寒湿郁久化滞证。

治则：散寒祛湿除滞。

处方：桂枝芍药知母汤加减。桂枝2g，白芍12g，知母10g，炙麻黄5g，白术10g，熟附子10g，防风10g，苍术10g，陈皮10g，栀子10g，甘草6g。3剂，水煎服，每日1剂。

二诊：1995年2月11日。服上药心烦乱减，自感身较前舒适。舌质正常，苔薄微黄，脉细滑。上方加夜交藤15g。6剂，水煎服，每日1剂。

按语：《金匮要略》曰："诸肢节疼痛，身体尪羸，脚肿如脱，头眩短气，温温欲吐，桂枝芍药知母汤主之。"本案患者关节疼痛与天气变化有关且怕冷，考虑风寒湿邪，痛处肿热、口干、脉细数提示阴虚有热，故以桂枝芍药知母汤加减，祛风寒湿，养阴清热。

医案十

患者：张某某，男，63岁，1991年11月30日初诊。

现病史：患者无诱因出现左肩臂隐痛月余，1985年颈椎X线片示骨质增生，抬举困难，苔薄白，脉一般，大便不干。

辨证：阴血不足，瘀阻经络证。

治则：养营通络。

处方：芍药甘草汤加减。白芍30g，甘草10g，怀牛膝20g，延胡索10g。4剂，水煎服，每日1剂。

二诊：1991年12月3日。症同上，苔白稍厚，质红。大便正常。脉弦大。静止时痛，活动时反不痛。给予身痛逐瘀汤加减。处方：当归10g，丹参15g，没药6g，桃仁10g，赤芍12g，延胡索10g，陈皮10g，川芎10g，五灵脂10g。3剂，水煎服，每日1剂。

三诊：1991 年 12 月 6 日。症同上，苔薄白，质稍红，脉弦略大。处方：当归 10g，川芎 10g，秦艽 6g，桃仁 10g，没药 6g，红花 10g，香附 10g，五灵脂 10g，延胡索 10g，甘草 6g。3 剂，水煎服，每日 1 剂。

四诊：1991 年 12 月 10 日。痛减，苔薄白，质略红，脉略弦大。上方加地龙 12g。3 剂，水煎服，每日 1 剂。

五诊：1991 年 12 月 13 日。左臂痛减，舌质红，脉略弦大，口略干。上方 4 剂，水煎服，每日 1 剂。

六诊：1991 年 12 月 20 日。痛减，苔薄白，质稍红，肩上方痛，脉弦滑大。上方去秦艽，加葛根 15g，羌活 10g。

按语：《素问》言："风寒湿三气杂至，合而为痹也。"然亦有瘀血致痹者，如王清任在《医林改错》中所说："总逐风寒、去湿热，已凝之血，更不能活。如水遇风寒，凝结成冰，冰成风寒已散。明此义，治痹症何难？"此案患者风寒湿表现并不典型，结合"隐痛"症状考虑病机为虚、瘀，首诊以芍药甘草汤加减，效不显，二诊考虑病机以瘀血为主，方选身痛逐瘀汤。用当归、川芎、桃仁、红花、没药、五灵脂活血化瘀，香附、元胡行气活血，秦艽、羌活祛风除湿，甘草调和诸药，方证相合，故取佳效。

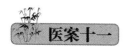

医案十一

患者：张某某，男，35 岁，1991 年 11 月 18 日初诊。

现病史：患者两关节痛 10 年，加重 1 个月，与天气变化有关，近凉稍重。苔薄白，脉沉弦涩，左沉伏。大便可。查血常规正常，血沉 2mm/h，抗"O"500↓。

辨证：寒凝血瘀证。

治则：温经通络，兼散风寒。

处方：独活寄生汤加减。独活 10g，秦艽 10g，防风 10g，细辛 6g，川芎 10g，当归 10g，桂枝 10g，怀牛膝 20g，白芍 12g，木瓜 15g，甘草 6g。6 剂，水煎服，每日 1 剂。

二诊：1991 年 11 月 25 日。膝痛略减，局部有透风凉感，怕凉，苔薄微黄，质可，脉沉涩，大便正常。上方加通草 6g，改白芍为 15g。6 剂，水煎服，每日 1 剂。

三诊：1991 年 12 月 3 日。查血常规、血沉正常，抗"O"类风湿因子正常，两膝仍冷痛，苔薄白，脉沉伏。上方加熟附子 10g。6 剂，水煎服，每日 1 剂。

四诊：1992 年 1 月 20 日。膝关节痛减轻，怕凉，怕累，苔薄白，脉沉伏涩。上方改熟附子为 15g，木瓜为 20g，加生姜 4 片。6 剂，水煎服，每日 1 剂。

按语：《临证指南医案》记载："四时之令，皆能为邪，五脏之气，各能受病。其实痹者，闭而不通之谓也。正气为邪所阻，脏腑经络，不能畅达。"本案患者关节疼痛与天气变化有关且近凉加重提示体内有风寒之邪，脉涩提示瘀血，不通则痛，故以祛风散寒、温经通络为法。

医案十二

患者：隋某某，男，44 岁，1991 年 11 月 26 日初诊。

现病史：患者右肩痛 4～5 天，去年冬天又发作 2～3 个月，捶打痛减。舌正常，脉一般。

辨证：寒凝血瘀证。

治则：温经通络，兼散风寒。

处方：当归四逆汤加减。当归 10g，细辛 3g，通草 6g，桂枝 10g，白芍 15g，羌活 10g，防风 10g，片姜黄 10g，甘草 10g。3 剂，水煎服，每日 1 剂。

按语：《伤寒论》记载："手足厥寒，脉细欲绝者，当归四逆汤主之。"本案患者冬季发作提示寒凝，寒主收引，瘀血阻络，不通则痛，故予当归四逆汤加减治疗。

医案十三

患者：王某某，女，40 岁，1991 年 11 月 2 日初诊。

现病史：患者自 5 月份小产后关节痛，乏力，关节凉，

食欲不振，脘有时满，时恶心，口不干苦，月经正常，白带有时多，如烂肉样，吐痰黏，头晕，手足肿胀，身无冷热，受凉则腰腹痛，心不烦，眠差，舌苔白厚腻，微黄，脉沉弦数。大、小便正常。

辨证：湿热内郁证。

治则：清化湿热。

处方：清中化湿汤加减。清半夏 10g，陈皮 10g，茯苓 20g，枳实 10g，竹茹 12g，黄芩 10g，栀子 10g，石菖蒲 10g，远志 10g，苍术 10g，川朴 10g，甘草 6g。6 剂，水煎服，每日 1 剂。

二诊：1991 年 11 月 8 日。来人语：关节痛减，食欲稍好，有时恶心，吐痰减轻，仍乏力，苔转薄，色不黄。上方改苍术为 12g，加车前子 12g（包煎）。4 剂，水煎服，每日 1 剂。

三诊：1991 年 11 月 15 日。来人诉指关节仍痛，大关节已不痛，白带减少，阴痒显减，吐痰已很少，关节凉、足肿减，头已不晕。上方去栀子，加车前子 15g（包煎）。4 剂，水煎服，每日 1 剂。

四诊：1991 年 11 月 22 日。指关节痛减，余症均减，苔较前白薄，稍黄厚，脉弦略沉。纳有增，内踝下肿痛。上方去甘草，加川牛膝 15g。6 剂，水煎服，每日 1 剂。

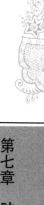

按语：《临证指南医案》记载："从来痹证，每以风寒湿三气杂感主治。召恙之不同，由乎暑暍外加之湿热，水谷内蕴之湿热。外来之邪，着于经络，内受之邪，着于腑络。"本案患者关节疼痛、苔厚腻微黄属湿热阻络、不通则痛，故以清化湿热为法。

医案十四

患者：李某某，女，35 岁，1991 年 12 月 28 日初诊。

现病史：患者右颈肩、上臂痛 1 周。睡后引起，有凉感，活动略减，沉重感。苔白稍厚，脉略数。二便可。

辨证：寒湿阻络证。

治则：祛风散寒，除湿通络。

处方：九味羌活汤合桂枝汤加减。羌活 10g，防风 10g，细辛 6g，苍术 10g，川芎 12g，片姜黄 12g，桂枝 10g，白芍 15g，泽泻 6g，甘草 6g，生姜 4 片。6 剂，水煎服，每日 1 剂。

二诊：1992 年 1 月 4 日。药后症减，凉感显减，沉重减，上方继服 6 剂，随访已愈未再来诊。

按语：《素问》言："风寒湿三气杂至，合而为痹也。"此案患者病由睡后引起，提示风邪侵袭，凉感提示寒邪，沉重感提示湿邪，三邪均在，较为典型，方选九味羌活汤合桂枝汤加减，针对三邪，面面俱到，为对证之治。

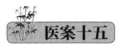 **医案十五**

患者：孙某，女，45 岁，1989 年 6 月 17 日初诊。

现病史：患者左上肢肌肉转筋样疼痛半个月，为阴雨天受凉所引发。患者近半年左上肢夜卧后发麻，近日疼痛减，抬举无力。经理疗、针灸以及内服中药治疗后略好转。颈椎 X 线片示 C4 ～ C7 颈椎增生。平素食欲差，晚餐尤差，脘略胀，大便二三日一行，不干不稀，小便正常。

辨证：血瘀，湿阻肌肉证。

治则：行气活血，祛风除湿。

处方：芍药甘草汤加味。当归 10g，丹参 12g，桃仁 10g，延胡索 10g，白芍 30g，怀牛膝 20g，生甘草 10g，羌活 10g。6 剂，水煎服，每日 1 剂。

二诊：1989 年 6 月 26 日。患者服前 2 剂药后，左上肢疼痛加重，第 3 剂后疼痛开始减轻，麻木减，左上肢仍无力。苔薄白，舌质略红，脉略弦数，仍食欲不振，大便已不干。上方加陈皮 10g、炒三仙各 12g。4 剂，水煎服，每日 1 剂。

按语：芍药甘草汤重用芍药，有良好的柔筋缓急止痛之功效，加味行气活血养血及祛风除湿之品，使筋骨之痹得解。

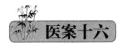

医案十六

患者：谷某，男，20 岁，1989 年 9 月 13 日初诊。

现病史：患者左髋关节疼痛半年余，弯腰时则痛（于我院曾行注射药物等保守治疗）。舌苔薄黄腻，舌质正常，脉略弦数。患者近期未服药。

辨证：瘀阻经络证。

治则：行气活血化瘀。

处方：芍药甘草汤加减。当归 10g，丹参 12g，桃仁 10g，怀牛膝 20g，白芍 20g，延胡索 10g，生甘草 10g。3 剂，水煎服，每日 1 剂。

二诊：1989 年 10 月 17 日。服药 3 剂后痛减，又服 3 剂，未疼痛，近几日疼痛加重，舌根苔稍黄厚，脉数。夜卧不痛，晨起不痛，走多则痛。处方：白芍 30g，生甘草 12g，怀牛膝 30g。3 剂，水煎服，每日 1 剂。

按语：此案痹证也是以芍药甘草汤为底方，患者瘀阻经络，方予芍药甘草汤加活血化瘀之品，便能解决问题。

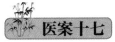

医案十七

患者：范某某，男，34 岁，1995 年 4 月 13 日初诊。

现病史：患者项脊背痛 4 年，加重 2 个月余。头部侧偏受限，与天气冷热无关，受累加重，痛时稍活动可减轻，连及肩肘，呈酸痛，口略干，脘痞，食欲差，近口吐痰略多，易自汗盗汗，舌苔稍厚微黄，质略红，舌下脉紫，左脉沉伏弦涩，右脉略沉弦涩。大小便正常。检查血沉 15mm/h，诊断为"强直性脊柱炎"。近服"炎痛喜康、颈复康"无效。

辨证：湿热血瘀证。

治则：清化湿热，活血通络。

处方：清中化湿汤加减。苍术 12g，川朴 10g，陈皮 12g，清半夏 12g，茯苓 20g，枳实 10g，黄芩 10g，栀子 10g，莱菔子 15g，丹参 12g，地龙 10g，延胡索 10g，甘草 6g。3 剂，水煎服，每日 1 剂。

二诊：1995 年 4 月 21 日。服药后脘痞消失，食欲好转，口干减，吐痰除，自汗、盗汗减轻，苔转薄，质略红，脉沉弦涩细，大便可。上方 4 剂，水煎服，每日 1 剂。

按语：本案患者舌红苔黄厚提示湿热病机，舌下脉紫、双脉均涩提示体内瘀血，故以清化湿热、活血通络为法。

医案十八

患者：邢某某，女，27 岁，1995 年 3 月 14 日初诊。

现病史：患者左肩凉麻痛，产后出现已 70 多天，哺乳时口干较显，时咳痰，咽稍痛，易汗，苔薄白，脉稍弦，大便可。

辨证：营卫不和，寒湿阻络。

治则：调和营卫，温经除湿。

处方：黄芪桂枝五物汤合当归四逆汤加减。生黄芪20g，桂枝10g，白芍12g，当归10g，细辛3g，通草6g，熟附子10g，甘草10g，桔梗10g，杏仁10g，生姜4片，枣4枚。3剂，水煎服，每日1剂。

按语：本案患者左肩凉麻痛提示寒邪痹阻经络，不通则痛，咳痰提示痰湿，易汗为营卫不和，故以黄芪桂枝五物汤合当归四逆汤加减治之。

第二节　腰痛

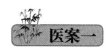

医案一

患者：荣某某，女，40 岁，1992 年 3 月 24 日初诊。

现病史：患者腰背痛 2 ~ 3 个月，夜间加重，食欲可，食后脘不适，舌苔薄黄，质可，脉沉弦，大便干，有胃炎史，月经正常。

辨证：瘀血腰痛。

治则：活血化瘀，行气止痛。

处方：血府逐瘀汤加减。当归 10g，生地黄 12g，桃仁 10g，红花 6g，枳壳 10g，赤芍 10g，柴胡 12g，川芎 10g，瓜蒌 20g，川牛膝 15g，甘草 6g，延胡索 10。3 剂，水煎服，每日 1 剂。

二诊：1992 年 3 月 27 日。腰背较前感舒适，仍在夜 3 点许痛重，白日症已不显，饮食好转，左腰隐痛，苔薄黄，质可，脉沉弦，大便已不干。上方改红花为 10g，赤芍为 12g，枳壳为 12g，牛膝为 20g。4 剂，水煎服，每日 1 剂。

三诊：1992 年 3 月 31 日。背痛消失，仍腰痛，口苦，舌根苔较厚，脉弦。上方去生地、甘草，加陈皮 10g，清半夏 10g。3 剂，水煎服，每日 1 剂。

按语：此病案选用血府逐瘀汤加减。《血证论》卷八曰："王清任著《医林改错》，论多粗舛，惟治瘀血最长，所立三方，乃治瘀血活套方也。一书中惟此汤歌诀'血化下行不作痨'句颇有见识。"

医案二

患者：盛某，女，35 岁，1990 年 5 月 26 日初诊。

现病史：患者腰骶两侧痛近 2 个月，有酸累感，左侧稍重，两大腿稍痛，左侧为重，活动状态略轻，夜卧不痛，晨起时痛，稍重，近几天纳略差，月经周期正常，血块不多，舌根苔薄白腻，质可，脉可，二便正常，已服中药 11 剂（具体不详）。

辨证：瘀血证。

治则：活血化瘀，行气止痛。

处方：血府逐瘀汤加减。当归 10g，川芎 10g，川牛膝 20g，地龙 10g，桃仁 10g，没药 6g，红花 10g，香附 10g，灵脂 10g，延胡索 10g，陈皮 10g，甘草 10g。5 剂，水煎服，每日 1 剂。

二诊：1990 年 6 月 2 日。腰腿痛明显减轻，口黏，唇有糜点，舌根苔较白厚腻，质可，脉可，二便可，月经提前三四天，已至 4 天，经量与以往差不多。上方去甘草，加苍术 10g。5 剂，水煎服，每日 1 剂。

按语：血瘀于腰腿，气机阻滞，则腰腿痛，活动减轻，辨证为瘀血证，治宜活血化瘀，行气止痛，方予血府逐瘀汤加减。

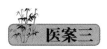 医案三

患者：孙某，女，66 岁，1990 年 11 月 6 日初诊。

现病史：患者腰痛 5 天，动时则痛，坐久痛稍重，活动痛减，晨起痛不显。大便每日 4 ~ 5 次，便前腹中痛，痛则欲便，便后痛止，大便溏，纳可。苔薄白，舌根苔稍厚，质可，脉沉弦细，右尤沉。

辨证：木乘脾，湿热郁阻带脉证。

治则：补脾柔肝，祛湿止泻。

处方：痛泻要方加减。陈皮 10g，白芍 20g，防风 10g，白术 12g，茯苓 20g，延胡索 10g，甘草 10g。3 剂，水煎服，每日 1 剂。

按语：患者泻必腹痛，泻后痛缓，乃由肝郁脾虚所致，土虚木乘，肝脾不和，脾运失常故致痛泻；脾虚不能运化水湿，湿邪阻滞肌肉，故见腰痛。治宜补脾柔肝，祛湿止泻，方予痛泻要方加减。

医案四

患者：陈某，男，33岁，1989年11月3日初诊。

现病史：患者腰部偏下痛剧已半年，初由撞击后引起，晨起及上午痛重，下午稍缓解，患处无冷热感，与天气变化无关。食欲差，脘痞，口乏味，晨略口干。舌苔黄厚，舌质红，脉略涩，二便可。辅助检查：腰椎骨质增生（L_1、L_2），腰椎（$L_1 \sim L_5$）广泛骨质疏松改变。

辨证：血瘀湿热证。

治则：清热利湿，活血化瘀。

方药：四妙散加味。苍术12g，黄柏10g，川牛膝20g，薏苡仁20g，赤芍12g，牡丹皮10g，地龙10g，桃仁10g，延胡索10g，陈皮10g，栀子10g。6剂，水煎服，每日1剂。

二诊：1989年11月9日。腰痛减轻，昨夜痛重，今日痛减。进食好转，脘痞消失，苔黄厚，脉弦涩数。上方改薏苡仁为30g，延胡索为12g，赤芍为15g。3剂，水煎服，每日 1 剂。

按语：四妙散对于湿热阻滞下焦之证有良效。患者下焦湿热兼血瘀，方予四妙散加行气活血化瘀之药，湿热去，瘀血化，疼痛得解。

医案五

患者：任某某，女，38 岁，1994 年 12 年 2 日初诊。

现病史：患者腰中部连及脊柱痛 20 多天，突然发作，弯腰加重，晨起时痛亦不减，无冷热感，腰酸累，无头晕耳鸣，纳可，坐久亦加重。舌苔薄白，舌尖有赤点，脉弦涩，大便可，肛门略痛，小便不频不痛，拍腰椎片正常。

辨证：瘀血证。

治则：活血化瘀。

处方：身痛逐瘀汤加减。当归 10g，川芎 10g，怀牛膝 20g，地龙 10g，秦艽 10g，羌活 10g，桃仁 10g，没药 10g，红花 10g，香附 10g，五灵脂 10g，甘草 10g。6 剂，水煎服，每日 1 剂。

按语：脉涩提示瘀血，瘀血阻络，不通则痛，以活血化瘀为法，方选身痛逐瘀汤化裁。

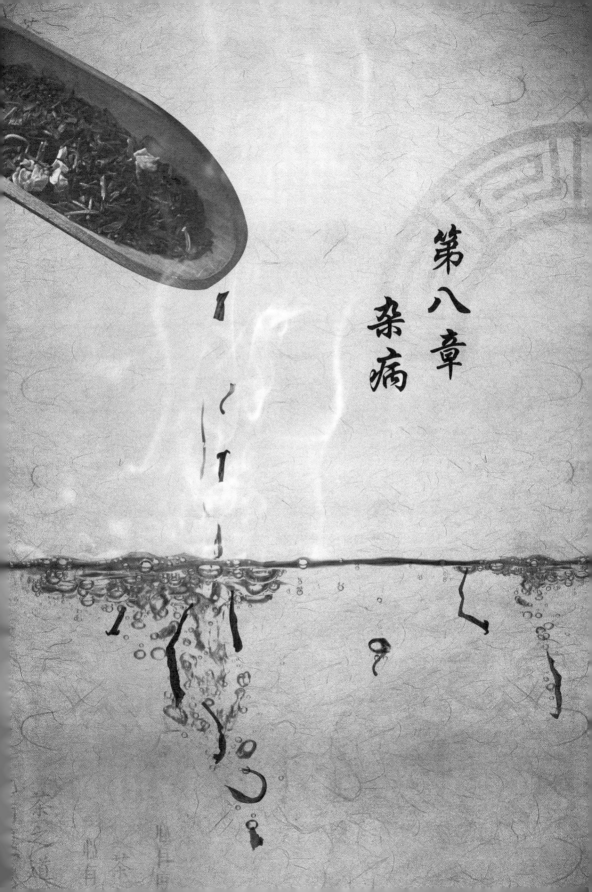

第八章

杂病

第一节　耳鸣

医案

患者：王某某，女，67岁，1992年7月20日初诊。

现病史：患者头晕、乏力，食量略少，右耳鸣，苔薄白，脉可，二便可。

辨证：脾肾不足证。

处方：四君子汤合二仙汤加减。党参10g，茯苓15g，白术10g，陈皮10g，淫羊藿12g，仙茅10g，枸杞10g，甘草6g。4剂，水煎服，每日1剂。

二诊：1992年7月25日。耳鸣消失，乏力减，一般不头晕，纳稍增，苔薄白，脉可。上方改党参12g，白术12g，淫羊藿15g，枸杞12g，仙茅12g。3剂，水煎服，每日1剂。

按语：耳鸣需辨虚实，此病案中患者为脾肾不足所致，选用四君子汤合二仙汤加减，二诊时耳鸣消失。临床如辨证准确，亦可见效甚快。

第二节 少阳病

医案

患者：王某，女，50岁，1989年2月6日初诊。

现病史：患者于1个月前因生气发病，现身恶寒略热，体温38.5℃已五六天，恶心，心慌，头略晕，心烦，口苦，咽干，心下略满痛，大便后减轻，失眠，舌苔白厚，舌质正常，左脉略细稍数，右脉弦。已输液，服中药。

辨证：少阳证挟湿滞。

治则：和解少阳。

处方：小柴胡汤加减。柴胡15g，清半夏10g，党参10g，栀子10g，豆豉10g，黄芩10g，甘草6g，苍术10g，青皮10g，陈皮10g。2剂，水煎服，每日1剂。

二诊：1989年2月7日。昨天上午和晚9点服药。恶寒、恶心止，口苦咽干减，心烦减，心慌稍好转，仍心慌，眠差，苔较前略薄，脉弦数（一息五至）。原方继进2剂，水煎服，每日 1 剂。

三诊：1989 年 2 月 9 日。偶感背微恶寒，口微苦，有慢性咽炎史，略感不利，稍劳易心跳，眠好转，心慌稍显。舌质稍红，舌苔厚，微黄，脉稍数。大、小便正常。原方加茯苓 30g。4 剂，水煎服，每日 1 剂。

四诊：1989 年 2 月 13 日。心慌明显。给予小陷胸汤加减。处方：瓜蒌 15g，清半夏 10g，黄连 6g，夜交藤 10g，厚朴 10g，陈皮 10g，栀子 10g，黄芩 20g，甘草 6g。2 剂，水煎服，每日 1 剂。

五诊：1989 年 2 月 15 日。心慌减，背时冷，苔白较厚。上方改苍术 12g，厚朴 12g，茯苓 30g，清半夏 12g。3 剂，水煎服，每日 1 剂。

按语：少阳之位，半表半里，转枢内外。邪客少阳，法用和解。方选小柴胡汤加减，加淡豆豉宣发郁热，苍术、青皮、陈皮燥湿理气。四诊时湿邪入里与郁滞之阳气胶着而成湿热，上扰心神而见心慌明显，改方小陷胸汤加减以清热理气化痰。五诊热症不显，而见背冷，苔白较厚，故调整剂量以增燥湿利湿之力。

第三节　舌糜

 医案

患者：侯某某，女，56 岁，1995 年 1 月 2 日初诊。

现病史：患者舌体起糜点 3 ~ 4 天，口略黏，根苔稍厚质暗，稍心烦，有黏痰，脉弦，大便常干，小便略黄。

辨证：心脾伏火证。

治则：清泻心脾伏火。

处方：泻黄散合导赤散加减。生甘草 12g，防风 10g，生石膏 20g，栀子 10g，藿香 12g，生地黄 15g，木通 6g，竹叶 10g，牡丹皮 10g，莲子心 3g。3 剂，水煎服，每日 1 剂。

药后糜点消。

按语：舌为心之苗，舌糜、心烦提示心火上炎，大便干提示脾胃火盛，故以泻黄散合导赤散化裁，清泻心脾伏火。

第四节　口干症

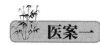

医案一

患者：徐某，女，74 岁，1989 年 2 月 18 日初诊。

现病史：患者口干 1 年余，食欲不佳，口干尚能饮，脘不痞，烧心，时气短，胸闷，心慌，腿乏力，易出汗，右腰痛，手足心不热，易感身热，盗汗，头不晕，右耳鸣。黎明必大便，质可，腹不痛，小便正常。舌红无苔，有裂纹，脉右弦细，左脉略沉弦。

辨证：肝肾胃阴虚，心气虚。

治则：清养肺胃，滋补肾阴。

处方：沙参麦冬汤加减。沙参 10g，桑叶 6g，玉竹 12g，白扁豆 15g，麦冬 15g，天花粉 12g，甘草 6g，生地黄 15g，枸杞 10g，党参 10g，五味子 10g。6 剂，水煎服，每日 1 剂。

二诊：1989 年 2 月 23 日。口干显减，烧心止，胸闷减，黎明大便症除。腿乏力减，仍右腰痛，舌质稍红无苔，右脉关弦，易汗，食欲好转，食量增，耳鸣止。上方加女贞子12g，续断12g，去天花粉。6剂，水煎服，每日1剂。

按语：沙参麦冬汤出自清代吴瑭的《温病条辨》，言"燥伤肺胃阴分，或热或咳者，沙参麦冬汤主之"。本案患者病情长达1年，属气阴两虚证，舌苔脉象亦为佐证。在益气养阴、清养肺胃的基础上补养先天，滋补肾之阴精。

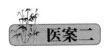 医案二

患者：高某，女，49岁，1989年4月3日初诊。

现病史：患者口舌干1个月，无诱因，饮水多，饮后仍干，烧心，按之心下隐痛，烧心重时左上腹略胀，双腿沉，腰痛10年余，大便正常，苔薄黄，舌边瘀暗，脉弦略滑。

辨证：心下停饮。

治则：化饮。

处方：苓桂术甘汤加减。茯苓20g，白术15g，白芍15g，甘草10g，生姜5片，大枣5枚，泽泻10g。3剂，水煎服，每日1剂。

按语：《金匮要略·痰饮咳嗽病脉证治》云："心下有痰饮，胸胁支满，目眩，苓桂术甘汤主之。"又云："夫短气有微饮，当从小便去之，苓桂术甘汤主之。"去桂枝

加泽泻意在去温阳之力增淡渗利湿之功。

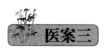 医案三

患者：曹某，男，60岁，1991年5月14日初诊。

现病史：患者口鼻干，略咳，少痰，时感心慌，言多则不清，神疲，纳可，脘不满，头不晕，大小便正常。素感背冷。根苔白厚，脉弦数（一息五至）。

辨证：肾虚，挟痰湿证。

治则：滋肾阴，益肾阳，兼化痰湿。

处方：二仙汤加减。淫羊藿15g，仙茅12g，枸杞12g，当归10g，知母10g，黄芩10g，苍术10g，陈皮10g，茯苓30g。3剂，水煎服，每日1剂。

药后症减。

按语：肾阴阳两虚，气化无力，津不输布，聚而成湿化痰。用二仙汤加减温肾阳、滋肾阴，加陈皮、茯苓以去痰湿浊邪。

第五节　湿疹

 医案

患者：修某，女，43 岁，1989 年 2 月 27 初诊。

现病史：患者左肩至肘阵痛数月，口苦 1 个月，无凉热感，活动稍减，左腋窝处皮刺激性痛，皮色红，表皮糜烂，略痒，口略干苦，心不烦，小便无不适，大便不干，舌苔薄白，质正常，有高血压病史。

辨证：手少阳经湿热郁滞证。

治则：清热利湿，疏肝解郁。

处方：导赤散合四逆散加减。生地黄 15g，木通 10g，竹叶 10g，生甘草 10g，栀子 10g，柴胡 12g，白芍 15g，赤芍 12g，川牛膝 15g。3 剂，水煎服，每日 1 剂。

二诊：1989 年 3 月 1 日。上方 3 剂后腋下症基本除，左肩臂痛有减，抬举不利，口干，大便正常，苔薄白，脉弦略滑稍沉。辨证治则同上，方选上方加延胡索 10g。3 剂，水煎服，每日 1 剂。

　　按语：按经络辨证病在手少阳经络，皮色红、表皮糜烂、略痒、口干苦可知湿热郁滞于内，治以清热利湿，疏利少阳为主。二诊时左肩臂仍有抬举不利，加用延胡索以活血、行气、止痛。

第六节 目滞

 医案

患者：吕某，女，23 岁，1988 年 9 月 8 日初诊。

现病史：患者目滞，脘不适，心烦，经血臭味大，色暗，苔薄白，脉稍弦缓细。

辨证：肝郁内热。

治则：疏肝解郁，清心除烦。

处方：逍遥散加减。当归 10g，白芍 12g，柴胡 12g，茯苓 15g，白术 10g，薄荷 6g，牡丹皮 10g，栀子 10g，甘草 6g。5 剂，水煎服，每日 1 剂。

二诊：1988 年 9 月 15 日。上症减，脉弦数，苔薄白，质稍红。头不清，左腹隐痛，发胀，晨恶心，辨证治则同上，上方加青皮 10g，竹茹 12g。5 剂，水煎服，每日 1 剂。

按语：肝开窍于目，患者目滞为肝经经络不通；肝主藏血，主疏泄，喜调达，恶抑郁，妇人以血为基本，月经经血为肝血下注冲任，经血有味可知肝郁而化热，故治以疏肝解郁，清心除烦。二诊时腹胀、隐痛，加青皮疏肝破气、消积化滞；晨恶心，加竹茹清热化痰，除烦止呕。

第七节 产后缺乳

 医案

患者：罗某，女，23 岁，1992 年 9 月 23 日初诊。

现病史：患者产后第四天，无乳，乳房不胀，身体正常，产程正常，纳正常。

辨证：气血亏虚。

治则：补气养血，活血通络。

处方：补中益气汤加减。黄芪 15g，白术 10g，陈皮 10g，升麻 6g，柴胡 6g，党参 10g，当归 10g，王不留行 12g，漏芦 12g，路路通 12g，甘草 6g。3 剂，水煎服，每日 1 剂。

按语：产后缺乏乳汁，或叫"乳汁不行"，有虚证和实证两种。虚证多因体质虚弱，气血不足，或产时失血过多，气血两虚所致，主要表现有乳房不胀，不痛，或偶有少量乳汁流出，面色淡白，头晕耳鸣，心悸气短；实证多因肝郁气滞，经脉壅塞，气血不通所致，主要表现为乳房胀痛，胸胁胀满，脘闷不舒，大便秘结，甚则发热等。本案患者属产后气血亏虚，补气养血，活血通络后气血充足自能乳汁充盈。

第八节 带状疱疹后遗症

 医案

患者：党某，女，76 岁，1992 年 1 月 2 日初诊。

现病史：患者右肩背热痛 10 多天，初起疱疹，已退，头痛晕，恶心，心烦，脘痞，口干苦，舌苔白略厚，质稍红，脉略弦，二便可。

辨证：肝胆湿热证。

治则：清利肝胆。

处方：涤痰汤加减。清半夏 10g，陈皮 10g，茯苓 20g，枳实 10g，竹茹 12g，黄芩 10g，栀子 10g，石菖蒲 10g，甘草 6g。3 剂，水煎服，每日 1 剂。

二诊：1992 年 1 月 8 日。右肩背热痛减，头痛晕减，恶心止，脘痞减，食增，口乏味。辨证治则同上，上方加远志 10g，3 剂，水煎服，每日 1 剂。

按语：少阳经热毒邪轻浅弥散，湿热阻于三焦，选用

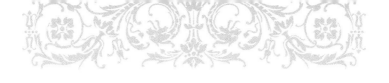

涤痰汤加减以清化肝胆湿热。本方以半夏、陈皮、枳实、茯苓燥湿祛痰，理气降逆；黄芩、竹茹、栀子清热化痰；石菖蒲化湿开窍；甘草调和诸药；诸药合用，涤痰开窍。

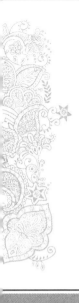

第九节　癔病性肢瘫

 医案

患者：杜某，男，35 岁，1988 年 12 月 1 日初诊。

现病史：患者 2 天前去市场后出现四肢不能运动，现上肢可缓动，下肢只伸不屈，心烦，口苦，夜眠差，大便素干，小便正常，近 1 个月时乏力，舌苔薄白，脉稍弦，颈无抵抗。

辨证：肝郁（癔病性瘫痪）。

治则：疏肝解郁。

处方：四逆散加减。柴胡 15g，白芍 15g，枳实 10g，郁李仁 12g，怀牛膝 15g，甘草 10g，党参 10g。2 剂，水煎服，每日 1 剂。

二诊：1988 年 12 月 6 日。服药后下半夜即感舒服，中午行电针一次，针后已可下床，现失眠，大便干，纳差，身稍痛，身乏力。上方加合欢花 15g，郁李仁改冲服，3 剂，水煎服，每日 1 剂。

三诊：1988 年 12 月 11 日。药后已无症状，隔 2 日于昨日又发作如前，大便药后不干，近 2 日未大便，口苦，心烦，时悲哭。上方加栀子 10g，3 剂，水煎服，每日 1 剂。

四诊：1988 年 12 月 14 日。1 剂后下半身即可屈伸，翌日可下床，现已基本正常，饮食亦好，大便不干，口苦减，未悲哭，眠多梦，为防复发要求再服中药。上方 3 剂，水煎服，每日 1 剂。

按语：癔病性瘫痪是一种功能性瘫痪，是由于癔病而导致的一种肢体表现。它是指在意识清晰的背景下，一个或几个肢体全部或部分丧失运动能力，体格检查和辅助检查不能发现有相应的器质性损害，其神经症状也不符合神经解剖生理特点，是一种与器质性瘫痪有本质区别的功能性瘫痪。癔症性瘫痪是癔症的多种临床表现之一。目前，现代医学对于该病的治疗方法主要有心理治疗、暗示治疗以及功能锻炼等。根据癔症性瘫痪之迅速瘫痪、不痛不痒、神志清楚、无语言障碍的临床表现，可将其归属中医学"风痱"的范畴。"痱"首载于《灵枢·热病》："偏枯，身偏不用而痛，言不变，志不乱，病在分腠之间，巨针取之，益其不足，损其有余，乃可复也。痱之为病也，身无痛者，四肢不收，智乱不甚，其言微知，可治；甚则不能言，不可治也。"这也是"偏枯"与"痱"相鉴别之处。

第十节 月经不调

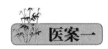 **医案一**

患者：朱某，女，42 岁，1989 年 3 月 11 日初诊。

现病史：患者月经每月 2 次或 20 天 1 次已三四年。近来每月 2 次，经前 1～2 天腰腹痛，经后痛止，经期左髋每剧烈痛后，则流血加多，经血色暗有血块，第二天量多，一般 3 天净。平时左少腹隐痛，小腹经常发凉。两膝下常肿，目胞有时肿，手亦胀。经后几天白带多，常感头晕，累时心跳，末次月经已过 1 周。目胀或视力差，饮食尚可，二便正常。舌苔薄白质可，左脉弦略涩，右脉弦。

辨证：湿浊阻滞，血瘀证。

治则：祛湿化浊，活血化瘀。

处方：桂枝茯苓汤加减。茯苓 30g，桂枝 8g，牡丹皮 10g，赤芍 10g，桃仁 10g，苍术 10g，白术 10g，陈皮 10g，车前子 12g，泽泻 12g。3 剂，水煎服，每日 1 剂。

二诊：1989 年 3 月 14 日。药后 1 时许小腹痛胀稍重，昨晚服完药，今日左小腹痛未作，余症同前，苔白稍厚，舌质略淡，有齿印，脉弦略涩。纳略差，乏力。上方改桂枝为 10g，白术为 12g，车前子为 15g，加党参 10g。5 剂，水煎服，每日 1 剂。

三诊：1989 年 3 月 20 日。左小腹痛凉均减，目胀减，下肢肿减，饮食增加，脘内时不适连及背部，苔较厚，微黄，脉沉弦涩，大便正常。上方改白术为 10g，车前子为 12g。5 剂，水煎服，每日 1 剂。

按语：《金匮要略方义》："桂枝茯苓汤为化瘀消症之缓剂。"方中以桃仁、牡丹皮活血化瘀；白芍养血和血，去瘀养血，使瘀血去，新血生；桂枝可温通血脉以助桃仁之力，又可得白芍以调和气血；茯苓淡渗利湿，能祛湿止血；又加苍术、白术、陈皮健脾利湿；车前子能渗湿止泻；党参能益气养血。全方共奏祛湿化浊、活血化瘀之效。

医案二

患者：李某某，女，24 岁，1995 年 1 月 10 日初诊。

现病史：患者末次月经来后已 20 多天，仍时流血，量较多，时鲜红，流血前小腹阵刺痛，无腰痛，小腹无凉感。咳嗽已久，咳时胸肋痛，左胁明显，6～7 岁时曾患胸膜炎。

咳时有黄白痰，口干，不欲饮，食欲差，脘不满，平时易畏寒，手足凉，夜卧盗汗，心烦，舌苔厚微黄，舌质暗红，脉弦略涩，大便干，小便可。双肺呼吸音粗，左胁部闻及湿啰音，心律正，心音正常。近日服异烟肼等。

辨证：湿热痰阻扰动血室。

治则：清化湿热，凉血调经。

处方：清中化湿汤加减。苍术 10g，川朴 10g，陈皮 10g，清半夏 10g，茯苓 20g，黄芩 10g，地骨皮 12g，炒栀子 10g，小蓟 30g，乌贼骨 20g，茜草 10g，甘草 6g，青黛 2，蛤粉 10g。3 剂，水煎服，每日 1 剂。

二诊：1995 年 1 月 13 日。第 1 剂后，症即显减，当时感全身舒服，现经血已减少，小腹痛止，咳减有少量白痰，口干消失，心烦消失，盗汗未见，苔较前转薄，质暗红，舌边赤瘀点，脉沉弦涩缓，大便已不干。上方 4 剂，水煎服，每日 1 剂。

按语：舌苔黄厚提示湿热病机，热扰血室、热迫血行则月经过时不止，故以清热利湿凉血为法。

第十一节 幼儿早熟

 医案

患儿：谷某，女，2.5 岁，1991 年 5 月 17 日初诊。

现病史：患儿阴道流血 2 天半，无不适，乳头有隆起。近几天大便干，小便如常。近几天食欲差，口渴多饮，眠少，浅，近半个月咳嗽。舌前部少苔，舌中根苔薄黄腻，脉细数弱。

辨证：冲任郁热证。

治则：清热解郁，调理冲任。

处方：温胆汤加减。清半夏 5g，陈皮 5g，茯苓 8g，枳实 5g，竹茹 6g，黄芩 5g，甘草 4g。6 剂，水煎服，每日 1 剂。

按语：小儿阳常有余，阳气过盛，气有余便是火，冲任气血俱热，则会导致性发育提前。选方温胆汤以清热解郁。

第十二节　失明

医案

患者：冯某某，男，11 岁，1995 年 3 月 3 日初诊。

现病史：患者右眼视力丧失 1 个月。因打闹时受打击引起当时右眼痛甚流泪，短时痛止，但自己不知视力丧失，近日发现右眼瞳孔混浊，试之始知，仅有光感，无头晕痛，舌正常，脉可。地区医院眼科诊断为"外伤性白内障"。

辨证：瘀血阻窍。

治则：通窍活血。

处方：通窍活血汤加减。川芎 10g，桃仁 8g，红花 8g，赤芍 10g，密蒙花 10g，青葙子 10g，菊花 10g，茺蔚子 10g，大枣 3 枚，生姜 3 片，葱白 2 寸。6 剂，水煎服，每日 1 剂。

二诊：1995 年 3 月 8 日。迎光距离半尺多远可辨清手指数，服 2 剂后可看清灯光头数，右瞳孔仍白混，余正常，

脉可。原视灯头为多个灯头，已可辨出颜色，4m外可辨人影。上方改川芎为12g，桃仁为10g。6剂，水煎服，每日1剂。

按语：肝开窍于目，肝藏血，本案患儿外伤后右眼视力丧失、疼痛，为瘀血阻窍，不通则痛，清窍失养，故视物功能丧失，当以活血化瘀为法。

第十三节 口糜

 医案

患者：王某某，男，68岁，1992年1月24日初诊。

现病史：患者口龈糜烂反复发作已多年，纳正常，舌中苔较黄腻，脉可，大便可，近几天口干。

辨证：脾热证。

治则：清泻脾热，兼除湿邪。

处方：泻黄散加减。生甘草10g，防风12g，生石膏20g，栀子10g，藿香12g，牡丹皮10g，苍术10g，黄芩10g。3剂，水煎服，每日1剂。

二诊：1992年2月9日。药后口糜消失。

按语：《医宗金鉴》记载："口舌生疮糜烂，名曰口糜，乃心、脾二经蕴热深也。"舌中部五脏属脾胃，本案患者此处苔黄腻提示其口糜病机为脾胃湿热，方选泻黄散加减，以石膏、栀子、黄芩、丹皮清热，以苍术、藿香、防风除湿，甘草调和诸药，方机相合，效如桴鼓，口糜得愈。

第十四节　无汗症

 医案

患者：赵某，男，59 岁，1989 年 10 月 18 日初诊。

现病史：患者全身不出汗 8 年。此前反而易出汗，尤其头部出汗多，逐渐汗止，原因不明。夏天极怕日晒，日晒则身热，心烦燥。出汗即需草帽遮太阳。但反畏寒。苔薄白，脉略弦。

辨证：气血营卫，内外不调证。

治则：调和气血营卫。

处方：柴胡桂枝汤加减。柴胡 15g，桂枝 10g，清半夏 10g，党参 10g，白芍 10g，甘草 10g，黄芩 10g，生姜 4 片，大枣 4 枚，淫羊藿 12g，仙茅 10g。4 剂，水煎服，每日 1 剂。

按语：患者太阳少阳合病，气血营卫，内外不调。太阳为寒邪所闭，腠理不开，难以汗出，少阳为相火所燔灼，则身热心烦。处以柴胡桂枝汤，开太阳，和少阳，加淫羊藿、仙茅温肾，促进气血营卫调和。

附录
《伤寒读书会》之桂枝汤啜粥之解（节选）

桂枝汤由桂枝、白芍、甘草、大枣、生姜组成，如果仅用这五味药，其发汗作用比较弱，还得加啜粥。还得喝热粥，啜，用热汤急饮，快着喝。啜粥的意义主要是取水谷之津以为汗，借用水谷之津发汗，这是为什么？因为桂枝汤证本来就不断汗出，汗出后阴液已经亏虚，所以此时不要因为发汗再进一步损伤人的阴液，所以要啜粥，取水谷之津而不再消耗因汗出已经受损的津液，到病情危重的时候能做到这一点已属不易，可能决定着疾病的趋向，要么转愈，要么不愈。所以看出张仲景对发汗特别重视，咱们在临床应用时也要这样，按这个要求患者：喝热稀粥，盖上被子，温覆取微汗，借助热粥的热力以助发汗。

服桂枝汤需要注意的几个问题。

第一，禁忌。包括凡是发汗多，不光是桂枝汤，凡是用发汗药的都要注意，一是伤败胃气的食物不要吃，如葱、五辛、奶酪等影响胃气运转的东西；二是妨碍药力走窜的食物，如生冷的、黏滑的、肉类食物不要吃，影响疗效，故饮食要注意。

第二，发汗是桂枝汤的功效，止汗是发汗后的效果，包括啜粥、温覆取微汗这一套。

第三，桂枝汤是调和营卫的方剂，不是专为发汗而设，若用于发汗，必须啜粥。

第四，凡发汗必须遍身漐漐，微似有汗，是要全身都出汗，所以一定要嘱咐患者必须是全身都出汗，不能仅头上出汗，且不能出大汗，需微似有汗，身上潮乎乎的即可，这个汗出的程度一定要患者铭记，因汗不遍身，汗出不彻底，表邪就不能完全解决。相反，如果汗出太多，如水流滴，滴滴答答向外淌，则越过病所，病必不除，汗出太多则药没有停留在肤表调和营卫，而是随汗排泄出去，故病必不除。这是服用桂枝汤的注意事项，当然其他解表药也作为参考。

原文上说："服已须臾，啜热稀粥一升余，以助药力。温覆令一时许，遍身漐漐微似有汗者益佳。"服药已须臾，服药后多长时间？服药后稍微停一会儿，几分钟。关于须臾，20世纪八十年代初，有人在杂志上发表过文章，对须臾是多长时间进行了考证，我记得是佛经上的《挣识律》，挣扎的挣，认识的识，上边有须臾，他给算的是，须臾相当于两个小时。在中医提高班上我给大家讲过须臾，我说须臾如果是两个小时，你吃药两个小时后再去啜粥，显然是不对的，考据的也有典故，实际上和《挣识律》不是一回事，这个须臾是少许，过一会儿，不大会儿即可。

所以讲到细微的地方，就不要忽略这些细微的地方，从细微的地方琢磨医理。现在我回忆和李克绍老师接触、探讨医理的时候，老师的一言一语都不是随便说的，都能给你很大的启示。那时候虽然认识水平体会不深，觉得老师当时讲的自己忽略了，只记住了一些，但在临床上的指导意义还是很大，只是由于自己的水平有限，忽略了很多，故很遗憾。所以有时间的时候，遇到难题的时候，就想着复习复习李克绍老师讲过的笔记，还能够帮助记一记当年老师在这方面曾经说过的话，那微妙的一点思维可能打破以前辨证上不清楚的地方，这就是名师的价值。

综上所述，只有从《伤寒论》入门，你才能在医学的道路上越走越宽广。《伤寒论》就是解决辨证的问题，解决辨证论治，归结到底，就是辨证论治，这是中医的最高境界。有些人不承认辨证论治的价值，最近又有人提这个问题，比如说现在运气学说被不断地在文章上发表，提出来"司天，司人，司病"三司，辨证论治是一个方面，他说得司天、司人，然后才有辨证论治，这显然是概念不清。中医的辨证论治包括什么？包括整个的中医观念，天人相应，整体观，人身是一个整体，人和宇宙又是整体，这个宇宙到底多大，个人水平不一样，理解就不一样。辨证论治包含了人与自然是统一的整体，人体是一个整体，这样一个统一的整体观就包括这些东西，不是运气才有。方症对应也是同样的问题，这个症是症状的症，只要有这几组症状就用这个方，不是言字旁的证，言字旁的证是病机、病理。找出了病机，可对应一个方子，那个方证是对的，这个方就是对应这个病机的，如小柴胡汤就是对应少阳证的，麻黄汤就是对应太阳伤寒表实证的，桂枝汤就是对应太阳伤寒表虚证的。如果方症对应是那个症状，只要出现这一组症状了就用这个方，不考虑方子的药物组成显然是不合理的。所以钻研医学要懂得变通，不能只在固有的思维模式中停滞不前，要善于吸取他人的经验来完善自己的思想，这才有意义。所以我一再提醒大家一定走好路，这个路的问题多年来我一直考虑，所以《名老中医之路》这篇文章的题目就是《认准中医路，弘扬岐黄学》，一再强调这个路的问题，路认准了，再坚持走下去。我一开始讲什么呢，认准中医路，走到天黑不回头，就是说你认准走中医这个路的时候，在正确的路上要坚持下去，走到天黑不回头。